牵肠挂肚，解密

肠道王国

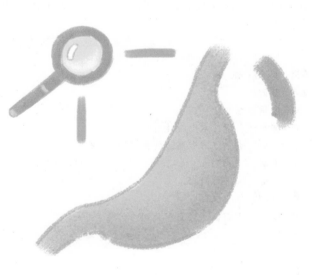

丁彬彬 著

黑龙江科学技术出版社
HEILONGJIANG SCIENCE AND TECHNOLOGY PRESS

图书在版编目（ＣＩＰ）数据

牵肠挂肚，解密肠道王国 / 丁彬彬著 . -- 哈尔滨：
黑龙江科学技术出版社，2022.11
ISBN 978-7-5719-1569-8

Ⅰ . ①牵… Ⅱ . ①丁… Ⅲ . ①肠疾病－防治－普及读
物 Ⅳ . ① R574-49

中国版本图书馆 CIP 数据核字 (2022) 第 155228 号

牵肠挂肚，解密肠道王国
QIANCHANG-GUADU,JIEMI CHANGDAO WANGGUO

丁彬彬　著

策划编辑	罗 琳
责任编辑	罗 琳　孙 雯
封面设计	磊源广告
插　　画	德重恩弘文化
出　　版	黑龙江科学技术出版社
	地址：哈尔滨市南岗区公安街 70-2 号　邮编：150007
	电话：（0451）53642106　传真：（0451）53642143
	网址：www.lkcbs.cn
发　　行	全国新华书店
印　　刷	哈尔滨市石桥印务有限公司
开　　本	787 mm×1092 mm　1/16
印　　张	20
字　　数	250 千字
版　　次	2022 年 11 月第 1 版
印　　次	2022 年 11 月第 1 次印刷
书　　号	ISBN 978-7-5719-1569-8
定　　价	49.80 元

序言 1

　　当今世界科技日新月异，科技改变着世界。科普让更多的人理解新的科技、应用新的科技，使我们生活的世界和我们的生活更美好。

　　中国人口众多，疾病谱广，很多疾病的患病率仍在继续增长。作为一名医生，我从医疗工作中体会到，学会看病是做医生的第一步，然而还有很多需要医生深入研究的问题，在不久的将来，如果这些问题能迎刃而解，那将成为患者的福音，毕竟医者最神圣的使命就是治病救人。如何解决病人的难题，控制疾病的增长速度，成了当务之急。近年来，除了临床看病、研究新的诊断和治疗方法，我开始参加科普活动，"消化道——母亲河的故事""重大慢性病的根源"等都是我的科普题目，很多听众反映受益很大，这给我很大鼓舞，使我坚信科普的力量是强大的，只有我们对健康的认识和意识提高了，主动去保护自身健康、预防疾病、及时诊治，健康中国才能加快实现。

　　这本有关肠道菌群的科普书，是一本值得学习的书。消化道居住着亿万的细菌、病毒、真菌等微生物，与我们人体共生，对人的生理、疾病、寿命等有着重要影响，是近年生物医学的热点话题。

这本科普书从很多方面讲述肠道菌群与健康、疾病的关系，语言通俗，图文并茂。消化道微生物的研究是一门发展很快的学科，这本科普书引导大家关注肠道菌群、重视肠道菌群，是一把打开健康之门的钥匙，我们旨在帮助广大读者不断更新该方面的科技知识，提高大众的健康管理水平，与健康中国同行，为健康中国助力。

杨云生 教授 主任医师

中华消化病学分会第十届主任委员、微生态学组组长

2022 年 5 月于北京

序言 2

我是中南大学湘雅医学院附属株洲医院消化内科主任，也是一名消化内科医生，无论在门诊还是病房，每天都会有很多患者向我倾诉自己的烦恼，他们饱受肠道疾病的困扰，期望我能帮他们解决问题。

肠道对于任何人来说都至关重要，肠道包括小肠和大肠，小肠主要负责吸收营养，大肠则主要负责排泄代谢废物，一旦肠道出现异常，那么势必会影响营养的吸收与代谢废物的排泄。

肠道疾病让人很痛苦，如何才能帮助患者，让他们远离病痛的折磨是医者的课题。我认真对待每一个患者，竭尽全力帮助他们解决问题，但我在实践中发现，我所做的工作还远远不够，人们对于肠道的认识不够，直到肠道出现严重问题的时候才来就诊，但此时治疗效果往往已经大打折扣。

很显然，大家并不知道该如何呵护肠道，不知道肠道其实是人体的第二个大脑，肠道非常敏感，如果不注意呵护，时间长了，很容易患各种各样的肠病，所以对每一个患者，我总是耐心地告诉他们呵护肠道的正确方法。

但是，还是有很多患者，住院时记得医生的叮嘱，但离开医院之后，他们很快就忘记了。

很长一段时间里，我总是在思考，我该怎么做？如何才能让更多的人了解肠道，学会正确呵护肠道，都说好的记忆不如一个烂笔头，通过与患者的交流，他们表示更希望有一本可靠的参考书，可以时时查看。

恰恰是在这样的背景下，我科室丁彬彬医生出版了一本有关肠道的科普书，这不由得让我眼前一亮。第一次见到这本书的时候，虽然它还没有变成铅字，但我如获至宝，书中的文字生动有趣，在真实案例的引导下，各种知识点不断浮现，以至看完全书之后，我依然意犹未尽。

这是一本可靠的参考书，全书详细介绍了肠道结构、肠道菌群以及肠道疾病的治疗和预防知识，面面俱到，对于那些饱受肠病困扰的人来说，这是一本值得阅读的书，相信看完此书，你一定会知道该如何呵护自己的肠道。

这还是一本有温度、深度和热度的科普书，在科学之上，丁彬彬医生又进行了探索和创新，这些都给此书增光添彩。

看完此书后，我花了很长时间与丁彬彬医生进行了深入的沟通，他在完成本职工作的同时，一直在进行着科普宣传和创作，在他的努力下，消化科普知识得到了广泛的传播，越来越多的人因此获益，想想看，如果这本书在上市后能被更多的人看到，书中的知识能够被更多的人掌握，那么，就能有更多的人学会正确的呵护肠道的方法，在肠道恢复健康之后，相信他们一定能健康快乐地生活。

中南大学湘雅医学院附属株洲医院消化内科主任 周红兵

2022 年 5 月 1 日

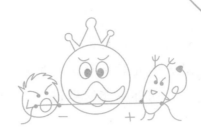

目录 Contents

PART1 神秘的肠道细菌工厂

PART2 腹脑，人体的第二大脑

PART3 肠道疾病多，高招来应对

PART4 千呼万唤"屎"出来

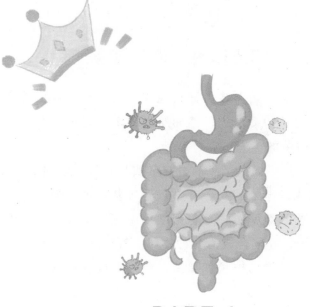

PART 1
神秘的肠道细菌工厂

生态王国缔造者，肠道菌群

我们身处的世界是如此奇妙，直到现在，人类一直在忙着研究宇宙，研究地球上的一切动植物，然而这世界上的万物，并不是从一开始就如此欣欣向荣的。

就拿宇宙来说，在约137亿年前，它其实只是致密炽热的奇点，爆炸之初，物质只能以电子、光子和中微子等基本粒子形态存在。爆炸之后，宇宙开始不断膨胀，随着密度和温度的下降，逐步形成原子、原子核、分子，并复合成为各种物质。气体逐渐凝聚成星云，星云进一步形成各种各样的恒星和星系，最终形成我们如今所看到的宇宙。

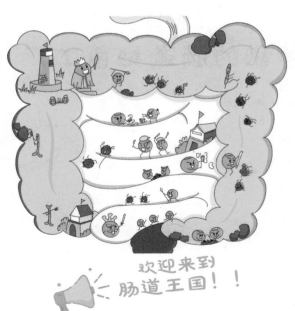

欢迎来到肠道王国！！

　　宇宙浩瀚无垠，而地球不过只是浩瀚宇宙里的一个小点，当目光重新聚集在我们所生活的星球上，你会发现一切都是如此奇妙。太阳给了地球足够的温暖，让生命得以延续，地球上大到肉眼可见的各种动植物，小到肉眼看不见的各种微生物，它们相互依赖，相互扶持，共同组成了地球这个庞大的生态星球。

　　人类是地球上的高级动物，我们的身上不仅有肉眼可见的五官和皮肤，也有看不到的微生物。在我们的肠道里，就有一个庞大的生态王国，在显微镜下，你可以看到无数个微生物忙碌的身影，正是它们，缔造了伟大的王国。

肠道一开始是无菌的

　　我们肠道的微生态王国，从没有到建立，需要一个漫长的时期。

　　当宝宝还在妈妈子宫里的时候，肠道往往是无菌的。宝宝出生之后，开始接触一个崭新的世界，这个世界的每个角落都存在无数看不到、摸不着的微生物，在宝宝呼吸、吃奶、哭闹的时候，就会主动摄入这些微生物，而这些微生物进入身体，抵达肠道后停留下来，建立起最原始的微生态王国。

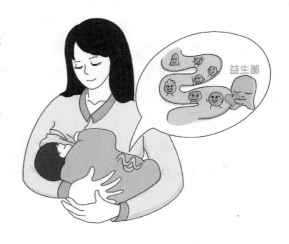

　　当微生态王国开始缔造的时候，并非全都是益生菌，有些细菌属于有害菌和条件致病菌，但是为了缔造王国，它们其实也付出了很多

努力，像肠杆菌、肠球菌和链球菌等兼性厌氧菌能够在新生儿出生后的 48 小时里消耗肠道里的氧气，为接下来双歧杆菌等益生菌的生长创造条件。

那么，这个王国的统治者益生菌又是如何扎根的呢？

原来，母乳中富含多种益生菌，宝宝在吸吮母乳的时候，从母亲那里获得了益生菌，母乳又富含营养，这是任何乳制品都无法媲美的，所以对于宝宝来说，母乳是最佳的天然食物，是母亲给宝宝最好的馈赠。母乳中丰富的营养为益生菌的生长和发展壮大提供了优质保障，事实证明，母乳中富含的双歧杆菌和乳酸杆菌成了益生菌菌落中最主要的部分。

♛ 王国的建立

对于肠道菌群来说，在漫长的时期里，它从无到有，吸收了不同的子民，并将土地馈赠给每一个定居者。在宝宝生长发育的阶段，其实也是肠道菌群努力发展的阶段，一直到整个王国彻底成形，王国的缔造者——肠道菌群终于大功告成。

大量的研究发现，不同的人拥有不同的肠道菌群，鉴于肠道菌群的独一无二，科学家将其称为第二基因组。能影响肠道菌群的因素很多，对于宝宝来说，不同的分娩方式和喂养方式都可能造就不同的肠道菌群。研究发现，在分娩的过程中，顺产的宝宝会接触到妈妈的阴道，和肠道一样，阴道也有一个微生物王国，恰恰也是益生菌占据着主导地位，所以经过阴道分娩出的宝宝，更易接触到双歧杆菌等益生菌菌群。

相对于顺产，剖宫产出世的宝宝，肠道菌群主要来自医院环境和妈妈的皮肤定植菌，这些菌群往往缺少益生菌群。研究发现，剖宫产宝宝肠道里的双歧杆菌、乳酸杆菌等益生菌较顺产宝宝明显减少。相反，链球菌、葡萄球菌、变形杆菌的数量则明显上升。

　　母乳中富含低聚糖，它可以改善宝宝肠道内的微生态环境，阻止细菌黏附在肠黏膜上，促进乳酸杆菌的生长。母乳中还富含乳铁蛋白，能够抑制有害微生物的生长。母乳中本身就含有益生菌，过去母乳一直被认为是无菌的，但是当科学家从健康母亲的母乳中提取出乳酸杆菌之后，这种认识被颠覆了。乳酸杆菌是母乳中最常见的益生菌，所以纯母乳喂养的宝宝，可以直接获得这种天然的益生菌，并且这种益生菌可以很好地在肠道内定植下来。但是人工喂养的宝宝，肠道里的益生菌数量就要明显少于纯母乳喂养的宝宝。

✕ 风雨中的王国

　　如果你认为王国从开始建立就实力强大，那就大错特错了。对于宝宝来说，由于免疫系统和胃肠道的发育都不成熟，肠道菌群在缔造微生态王国的时候，更容易遭遇强敌。

　　有的宝宝体弱多病，如早产儿，他们可能罹患各种感染性疾病。为了治疗这些疾病，医生会选择抗生素。抗生素是一把双刃剑，其能杀死有害的细菌，也能杀死对人体有益的细菌。抗生素的使用史，就是益生菌的血泪史。一个宝宝在发育过程中接受的抗生素治疗越多，他体内的肠道菌群可能

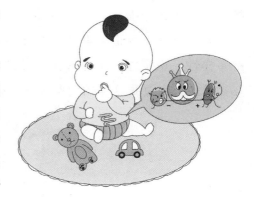

越不完善，这对于他未来的人生来说，其实存在莫大的风险。

除了抗生素以外，由于宝宝不像成人那样注意个人卫生，他们可能通过食物、水源、手指等获得更多有害的细菌，这些细菌可能会躲过胃酸的攻击，最终来到肠道，造成严重的肠道菌群失调。所以，肠道微生态王国在缔造的过程中并非一帆风顺。

🛡 王国的兴盛

随着我们生长发育的完善，免疫力的成熟，良好的排便习惯和卫生习惯的养成，相对于宝宝来说，成年人罹患感染性疾病和接受抗生素治疗的机会也进一步减少，这些都决定了肠道菌群会更加欣欣向荣。

有人认为肠道菌群一定就是益生菌，这是不对的。在这个庞大的微生态王国里，不仅有益生菌，还有有害菌和条件致病菌。益生菌，顾名思义是对健康有益的微生物；有害菌是对健康存在潜在威胁，一旦失控就会大量生长并产生多种有害物质的微生物；条件致病菌在正常情况下不仅无害，反而有益，只是某种情况下导致其增殖失控，变成了坏的细菌。

由此可见，肠道菌群并不是单一的菌种，完美的肠道菌群不仅有多样性、稳定性，还有着独一无二的特性。

很多人问过我这样的问题："医生，肠道细菌到底有多少？"

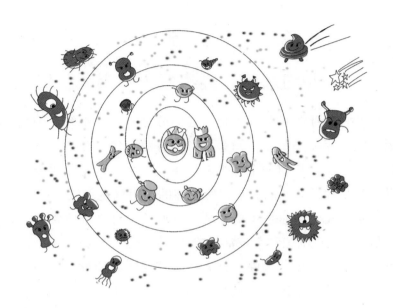

在这个微生态王国里，定居着 500 种以上的细菌，总数接近于 $10^{13} \sim 10^{14}$ 菌落形成单位，但是无论种类多少，完美的肠道菌群，同样是益生菌占有绝对优势的菌群，益生菌的数量可以是有害菌的 1000~10000 倍，庞大的益生菌群决定了它们是当之无愧的王者。然而，斗转星移，星河万里，犹如人生一样，我们的肠道菌群也会经历建立、兴盛、衰落、灭亡的过程，所以，陪伴我们度过这一生的肠道菌群，我们又有什么理由不去珍惜它们？

契约联盟，免疫系统和肠道菌群

　　我们的身体有九大系统，它们分别是运动系统、消化系统、呼吸系统、泌尿系统、生殖系统、内分泌系统、免疫系统、神经系统和循环系统。任何一个系统对于生命的延续都至关重要，任何一个系统都是独一无二的，它们所发挥的作用也是无可替代的。

　　今天我要讲的是免疫系统。我们的免疫系统非常复杂，包括免疫器官、免疫细胞和免疫活性物质，像骨髓、脾脏、淋巴结、扁桃体、肠淋巴结、阑尾、胸腺等都属于免疫器官，而淋巴细胞、单核吞噬细胞、中性粒细胞、嗜碱粒细胞、嗜酸粒细胞、肥大细胞、血小板则属于免疫细胞，至于抗体、溶菌酶、补体、免疫球蛋白、干扰素、白细胞介素、肿瘤坏死因子等，则是大家所熟知的免疫活性物质。

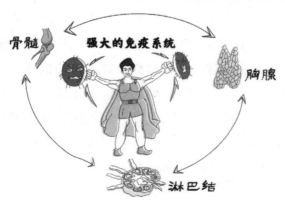

　　免疫系统的主要作用是监视、防御、调控，正是因为强大的免疫系统帮助我们及时识别和清除入侵的病原微生物，从而避免了身

体被感染的风险。

有人提出了这样的疑问，我们的身体不是有免疫系统吗，为什么不会识别和清除肠道里的细菌呢？

🛡 契约联盟

肠道菌群是一个庞大的微生物王国，这里有益生菌，也存在有害菌和条件致病菌。我们的免疫系统当然要来会会这些细菌，有人说在相遇的时候难免会有一场恶战，也有人说会面的过程以和为贵，但不管怎样，最终的结果是，免疫系统和肠道菌群形成了完美的契约联盟。这是一个古老的联盟，从人类诞生的时候，这种联盟就存在于人体内，斗转星移，漫长的岁月里，它们一直坚定地遵守着契约。

免疫系统必须牢记肠道菌群的每一张面孔，有人把肠道菌群称为人体第二基因组，那么免疫系统记得每一个细菌的基因编码，对于这些细菌，免疫系统会自动放弃防御手段，允许它们在肠道里生存。

肠道菌群当然也不会亏待身体，肠道菌群能够分解食物残渣中的糖分子，从而为我们提供更多的热量；菌群能够促进维生素的合成，如维生素 B_1、维生素 B_2、维生素 B_6 和维生素 K，这些营养素对于人体而言至关重要；菌群能吸收水分，软化大便，让粪便更顺利地排出体外；菌群还能及时抵挡外来的致病菌，缓解免疫系统的压力。

肠道菌群对于健康来说至关重要，免疫系统当然不可能把枪口对准肠道菌群，这是双方一直以来的契约，必须遵守。

肠道菌群，促进免疫系统成熟

我们的肠道里有一条屏障，叫肠黏膜屏障，这条特殊的屏障主要由四部分构成，分别是机械屏障、免疫屏障、化学屏障和生物屏障。

机械屏障主要由肠黏膜上皮细胞和细胞间的紧密连接构成，这就像一个庞大的铁丝网，时刻阻挡着有害物质穿过这条防线；免疫屏障主要由肠相关淋巴组织和弥散免疫细胞构成，由于肠道拥有无与伦比的长度和空间，使得身体里大部分免疫系统都集中在这里；化学屏障是由胃肠道分泌的胃酸、胆汁、各种消化酶、溶菌酶、黏多糖、糖蛋白等物质构成；而生物屏障，则主要指肠道微生态王国。

由此可见，肠道菌群其实是肠道黏膜屏障的重要组成部分，因为肠道菌群可以让肠道屏障更坚固。研究发现，完整的肠道菌群具有促进免疫系统成熟的作用。

科学家通过深入的研究发现，肠道菌群一旦发生改变，很有可能影响免疫细胞的分化，导致产生相应的细胞炎性因子，这些细胞炎性因子如同风暴一般，产生了大量自身抗体，并诱导多种效应因子损伤局部组织，从而诱发了自身免疫性疾病，像类风湿性关节炎、系统性红斑狼疮、强直性脊

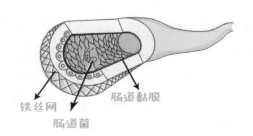

铁丝网
肠道黏膜
肠道菌

柱炎、多发性硬化等都属于自身免疫性疾病。

在 20 世纪初就有科学家提出了毒血症因子假说，该假说认为肠道内革兰阴性细菌大量增殖，会导致肠道产生多种毒性代谢产物并进入血液循环，引起关节炎症。随着研究的深入，越来越多的科学家提出了肠 - 关节轴，并以此开展了以肠 - 关节轴为靶向的治疗方

案，像柳氮磺砒啶就是这类药物，既可以用来治疗炎症性肠病，又可以用来治疗类风湿性关节炎。

系统性红斑狼疮是一种累及全身多系统多脏器的自身免疫性疾病，目前其发病机制尚未明确，但科学家通过大量的研究发现，肠道菌群不仅影响系统性红斑狼疮的发病，还与系统性红斑狼疮的病情有直接的关系。一项针对系统性红斑狼疮患者肠道菌群的研究发现，系统性红斑狼疮患者肠道内的大肠埃希菌数量较多，双歧杆菌、乳酸杆菌数量较少。

在强直性脊柱炎和多发性硬化的发病机制的研究中，科学家同样发现了肠道菌群的身影，在不久的将来，肠道菌群不仅可能成为重要的治疗靶标，也有可能成为监测自身免疫性疾病病情进展的工具。

免疫系统，让肠道菌群更稳定

肠道菌群具有增强免疫力的作用，免疫系统同样可以让肠道菌群更稳定。对于肠道菌群而言，除了益生菌之外，还存在有害菌和条件致病菌，在某些特殊的条件下，这些微生物很容易叛变，它们调转枪口，攻击肠道。

这时因为免疫系统的存在，可以及时识别并清除这些"叛变分子"，从而为菌群的稳定保驾护航。想想看，如果免疫系统崩溃，那么肠道菌群就像失去了保护伞一样，肠道微生态王国会直接暴露在外敌的枪口之下，大量的入侵者很容易让王国瞬间土崩瓦解。所以，罹患某些严重免疫缺陷疾病，如艾滋病、白血病的患者，很容易出现肠道菌群的失调，肠道严重感染是免疫缺陷患者面对的极大挑战。

数百万年的时间里，肠道菌群一直与免疫系统保持着这种契约联盟关系，肠道菌群从免疫系统那里获得了特权，它们可以在肠道里生存、自由迁移、获得美味的食物、享受恒定的温度。在看不见的微生物王国里，菌群和免疫细胞一直和平共处。

你的食欲真的由肠道菌群决定吗

有关食欲，长期以来，人们认为主要是大脑在发挥作用。在我们的大脑里，有一个部位很重要，那就是下丘脑。下丘脑位于大脑腹面、丘脑的下方，下丘脑的质量其实非常轻，只有 4 克，占全脑的 0.3% 左右，虽然很轻，但是下丘脑对于人体的作用却至关重要，它能接受很多神经冲动，是内分泌系统和神经系统的中心。

我们的食欲中枢位于下丘脑，主要分布在下丘脑的弓状核和室旁核这两个区域，如果大脑对某种食物有兴趣，下丘脑的这两个区域就会特别兴奋，于是"想吃"的冲动开始源源不断地释放出来，这就形成了最原始的食欲。

然而医学在不断发展，探索从未停止，当肠道菌群被发现之后，有人开始提出更加大胆的假说：我们的肠道菌群，是不是也可以影响食欲呢？

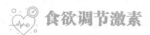 **食欲调节激素**

在下丘脑的操控下，我们有了最原始的食欲，在食欲的刺激下，

我们的消化道也开始蠢蠢欲动，唾液分泌增加只是其中的一个表现，更重要的还包括众多胃肠道激素的分泌。在我们迫切想吃东西的时候，生长激素和食欲素会分泌更多，这些激素会进一步增加身体对于美食的欲望和需求。当我们吃饱的时候，进食结束，胆囊收缩素、

YY 肽和胃泌酸调节素会分泌更多，这些激素会降低身体对于美食的欲望和需求，也称为厌食激素。厌食激素会增加我们的饱腹感，让再美味的食物都变得毫无吸引力。

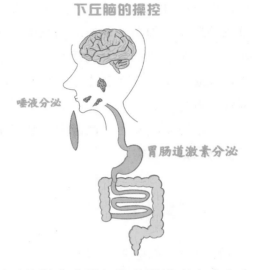

之所以要提到这些激素，是因为与食欲相关的很多激素都是由肠内分泌细胞分泌的，作为肠道王国里的

主宰，肠道菌群很有可能通过干扰肠内分泌细胞分泌激素来决定食欲。事实上，相关的研究已经证实了这一点。

菌群制造的兴奋剂

作为人体司令部，大脑的保卫级别是最高的，大脑又足够脆弱，任何一个敌人都可能导致司令部崩溃，引起难以想象的灾难性后果。

如何保护脆弱又至关重要的司令部，血脑屏障无疑是最关键的，血脑屏障是介于血液和脑组织之间的对物质通过有选择性阻碍作用的动态界面，这就像是一个完美的导弹防御体系，面对随时来袭的生物导弹，血脑屏障总能完美拦截。

但是血脑屏障并非什么都拦截，某些对身体有益的物质，如单糖、矿物质等小分子，是可以自由通过血脑屏障的，这是因为它们拥有特殊的通行证。

那么，肠道菌群能够通过血脑屏障吗？虽然肠道菌群没有通行证，无法通过血脑屏障，但是肠道菌群制造的某些小分子却可以通过血脑屏障，如菌群制造的酪氨酸和色氨酸，它们都属于氨基酸。作为人体最重要的营养物质之一的蛋白质，就是由氨基酸构成的，酪氨酸通过血脑屏障会转为多巴胺，而色氨酸则会转为 5- 羟色胺，也就是血清素。

无论是多巴胺还是血清素，都属于兴奋剂，它们会增加大脑对于食物的欲望和需求。

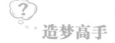

造梦高手

肠道菌群能够制造幻觉，这些幻觉给大脑编织了一个神奇的梦幻空间，而肠道菌群就是通过这样的方式，无形中影响着大脑，甚至修改自主神经中的神经信号，改变味觉接收器，从而对食欲中枢进行控制。

有人根据这样的推测，提出了更加大胆的设想。也许，我们想吃什么，根本不是大脑决定的，而是肠道菌群的决定。聪明的菌群使用了一些特殊的方法让大脑产生超级想吃某种美食的欲望，所以你在很多时候特别想吃烤鸭、汉堡、形

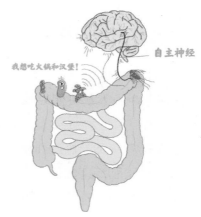

我想吃火锅和汉堡！　　自主神经

形色色的零食、各种碳酸饮料，归根结底，可能是菌群想吃这些东西。

菌群失调

饮食种类决定了肠道菌群的种类，这是毋庸置疑的。一个绝对的肉食主义者，一个绝对的素食主义者，一个饮食均衡的人，他们肠道里的菌群结构都是不同的。长期爱吃高脂肪食物和甜食的人，肠道里变形菌门和厚壁杆菌门的细菌会更多，反过来，恰恰是因为菌群失调，导致了不同的细菌对于食物种类的需求也不同。

菌群失调还会诱发肠道炎症。这些炎症因子通过自主神经影响到下丘脑的食欲调节中心，给这里制造的幻觉，让大脑误认为一直没有吃饱，于是就出现了无节制进食的现象，哪怕吃很多很多东西身体也得不到满足。

肠道菌群和食欲之间的关系，为我们打开了一扇神秘的大门，对于食欲旺盛的肥胖人群，如果我们可以改变肠道菌群的种类，也许就能把食欲往下压一压，让其步入正常轨道；对于食欲低下的人群，如果我们可以改变肠道菌群的种类，也许就能把食欲往上升一升，让其步入正常轨道。这样的研究在不久的将来也许会成为很多厌食症患者的福音。

肠道菌群和食物过敏，补充益生菌有用吗

从宝宝呱呱坠地的那一刻起，过敏就如影随形。在我们生活的世界里，周围一切看得见的和看不见的都可能成为过敏原，一旦发生过敏，我们的皮肤、口咽部、胃肠道甚至是呼吸道，都可能出现一系列不适症状，严重的过敏还会导致过敏性休克和心律失常，每年全世界都有很多人因为严重的过敏反应而丧命。

在这些过敏原里，有一类不容忽视，那就是食物。民以食为天，我们要从食物里获得营养。但是这么多美食里，有的适合你，有的不适合你。在西方国家，多达8%的儿童和5%的成年人受到食物过敏的影响。我国食物过敏的发病率整体呈现出明显的上升趋势。

食物过敏，究竟是怎样的过敏

食物过敏是指人体摄入食物过敏原后，由机体免疫机制调节所引发的不良反应。导致食物过敏的根本原因，还是免疫调节出现了异常。

很多人认为食物过敏就是进食后出现皮肤症状，如长风团和瘙痒，这是不对的。食物过敏可以导致各种各样的症状，有的人表现为皮肤症状，有的人则表现为胃肠道症状，还有的人两者都有。不同的人在摄入食物过敏原后，出现症状的时间也不同，有的人几分钟内就会有症状，也有的人好几天后才出现不适。

之所以有不同的表现，是因为免疫调节机制有不同的类型，主要包括免疫球蛋白E（IgE）介导和非IgE介导两大类。

要想更清楚地了解这两个机制，我们首先要来了解一下免疫球蛋白。免疫球蛋白是B淋巴细胞在抗原刺激下转化为浆细胞，产生的能与相应抗原发生特异性结合的抗体。人体里的免疫球蛋白一共有五种，包括免疫球蛋白G（IgG）、免疫球蛋白A（IgA）、免疫球蛋白M（IgM）、免疫球蛋白D（IgD）和免疫球蛋白E（IgE）。

免疫球蛋白E对嗜碱性粒细胞和肥大细胞具有高度亲和性，而这两种细胞都与过敏反应密切相关，所以如果是免疫球蛋白E介导的免疫反应，血清中免疫球蛋白E的水平会明显高于正常人。

免疫球蛋白E介导的是I型超敏反应，它最突出的表现就是发生速度特别快。在接触食物过敏原之后，短短几分钟到2个小时内就会出现一系列过敏症状，主要表现为皮肤红斑和风团，全身皮肤明显瘙痒，颜面部和口腔咽喉明显肿胀，打喷嚏、鼻塞、喘息、呼吸困难，更严重的则表现为过敏性休克。

非免疫球蛋白E介导的过敏反应，主要是细胞介导的过敏反应。和免疫球蛋白E介导的过敏反应不同，它的速度要慢很多。很多人在摄入食物过敏原后，几个小时到几天后才出现不适，通常局限在胃肠道，出现恶心呕吐、腹痛腹泻、排血便和黏液便、进食困难等。

食物过敏，可以隐藏得很深

对比两种过敏，我们发现，非免疫球蛋白E介导的过敏反应更难被发现，因为它的发病比较晚，往往在进食后很久才出现症状，让人很难将这些反应与过敏联系在一起。另外，它的表现往往是胃肠道不适，与平时大家所看到的明显的皮肤异常和呼吸异常不同。

还有一点，免疫球蛋白 E 介导的过敏反应比较严重，如果不及时处理，往往会危及生命，所以患者会第一时间去医院看病。但是非免疫球蛋白 E 介导的过敏反应往往比较轻，很多患者觉得没什么大不了的，因此拒绝去医院。其实最难处理的就是这种过敏，因为它是潜伏高手，隐藏得很深，单凭症状，即便是医生，有时也难以想到是过敏因素在作怪。

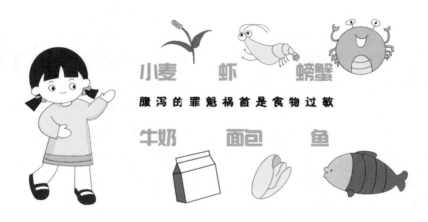

腹泻的罪魁祸首是食物过敏

我曾经遇到过一位年轻的腹泻患者，他总认为自己得了肠炎，可做了很多次胃镜和肠镜都没发现异常。我询问他的饮食习惯，发现他经常吃面包。通过检查，我发现导致他腹泻的罪魁祸首其实是小麦过敏。由于制作面包的主要原料是小麦，在进食含有小麦的食物后，他出现了非免疫球蛋白 E 介导的过敏反应，但除了腹泻之外，他没有任何皮肤症状和呼吸道症状，所以很难想到是食物过敏。

🦠 肠道菌群和免疫平衡

根据分布和功能，肠道免疫系统又分为肠相关淋巴组织、分泌型免疫球蛋白 A 以及分布在整个肠道的免疫细胞，包括肠道上皮细胞、固有层淋巴细胞和肠上皮内淋巴细胞等。

正因为拥有庞大的免疫系统，肠道免疫系统又被称为人体最大的免疫系统。食物过敏，其实归根结底就是免疫调节出现了异常。作为人体最大的免疫系统，肠道里的瞬息万变，当然与食物过敏密切相关。

肠道菌群作为肠道微生态王国的主要缔造者，在肠道免疫系统的建设中发挥着至关重要的作用。人刚出生的时候，肠道里是没有细菌的，免疫系统的活性较低，随着肠道菌群的不断完善和成熟，肠道免疫系统也开始不断完善不断成熟，所以两者相辅相成，在漫长的时间里，一直在友好合作。

想想看，如果肠道菌群失调，结果会怎样呢？

研究发现，肠道菌群的失调会引起肠道免疫系统的异常，引起辅助性 T 细胞亚群失调，破坏 Th1/Th2 平衡，使其偏向 Th2 反应。当免疫调节机制出现异常的时候，食物过敏发生的风险自然就升高了。

肠道菌群会影响免疫平衡，反过来，免疫是否平衡又会进一步影响肠道菌群的结构。一项研究通过观察食物过敏儿童与健康儿童的肠道菌群差异，发现食物过敏儿童肠道微生物多样性降低，其中厚壁菌门、放线菌门和变形菌门细菌的数量增加了，而拟杆菌门、厚壁菌门比例却明显降低。

食物过敏，补充益生菌有用吗

大量临床和流行病学研究表明，早期肠道菌群的异常发育与儿童食物过敏相关临床表现的发展存在关联。所以很多人提出这样的疑问：既然肠道菌群与食物过敏有关，那么通过补充益生菌是不是可以治疗和预防食物过敏呢？

　　国外一项在对 220 名牛奶蛋白过敏儿童的随机对照研究中发现，与单用深度水解配方奶粉喂养儿童相比，益生菌配合深度水解配方可加速牛奶蛋白耐受性的获得，并降低其他过敏反应（湿疹、荨麻疹、哮喘或鼻结膜炎）的发生风险。

　　随着研究的深入，越来越多的科学家开始建议给过敏儿童添加益生菌，以改善过敏患儿的预后，减少医疗资源的消耗。

　　现实生活里，能够导致过敏的食物并不仅仅只有牛奶，像鸡蛋、花生、坚果、大豆、甲壳类水产动物、鱼、小麦、水果等食物都有可能诱发过敏。食物过敏是一种无法言说的痛，有些食物过敏症状会随着年龄的增长，免疫系统的成熟而有所好转，但有些食物过敏则会伴随患者的一生。

　　有关食物过敏和肠道菌群的研究，为食物过敏的治疗提供了新的思路，但依然有很长的路要走。希望在不久的将来，人类能够揭开肠道菌群所有的秘密，并能研制出更符合肠道原始微生态的益生菌，从而从根本上解决食物过敏的难题。

肠道菌群失衡会诱发抑郁症吗

　　27 岁的晓军在两年前被心理医生诊断为抑郁症。两年后，他来到消化内科询问我："是不是有治疗抑郁症的最新药物了？"

　　得了抑郁症，不应该去看心理医生吗？怎么突然跑到消化科来了？

原来，自从确诊抑郁症后，晓军就喜欢在网络上搜索一些与抑郁症有关的文章。最近他突然搜到这样的一条新闻：研究发现，抑郁症的发生与肠道菌群失调有关，调节肠道菌群平衡甚至能改善抑郁症。

那么，是不是通过补充益生菌，就能治好抑郁症呢？晓军作为一名抑郁症患者，两年的时间，他不敢停药，一方面不吃药难以控制自己严重的抑郁症状，另一方面药物的副作用让他越来越难以承受。如果补充益生菌真能用来治疗抑郁症，那无疑是抑郁症患者的福音。

微生物－肠－脑轴，人体里的丝绸之路

早在 2012 年，美国国家精神卫生研究所所长 Thomas Insel（托马斯·因瑟尔）就提及，肠道微生物如何影响大脑的发育和行为在未来十年将成为临床神经科学领域最伟大的研究之一。他为什么要这样说？是因为大量的研究表明，来自肠道的微生物，可以通过微生物－肠－脑轴而改变人类的认知和情绪。

什么是微生物－肠－脑轴呢？我们可以将其想象成一条纵横在人体内部的、肉眼无法看到的丝绸之路，正是这条丝绸之路，把肠道菌群、中枢神经系统和肠神经系统连接在一起。所以，如果肠道菌群结构出现了异常，它们完全可以通过这条丝绸之路，最终影响大脑的功能。作为人体司令部，大脑控制着我们的喜怒哀乐，大脑操控着我们的认知和情绪。所以，通过这条肉眼看不到的通路，肠道菌群的平衡也在无形中影响着每个人的认知和情绪。

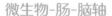

微生物-肠-脑轴

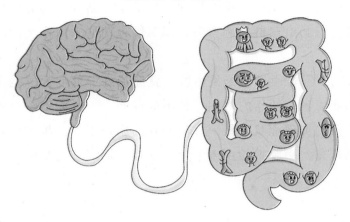

　　但是肠道菌群对大脑产生影响，是直接通过改变大脑的实质结构来完成的吗？

　　当然不是，一个人从出生到成年，大脑从发育到成熟，其实质结构是不会改变的。肠道菌群之所以会影响大脑，主要是通过改变大脑里的一些神经递质，让其浓度发生变化。这些神经递质是在神经元之间或神经元与效应器细胞之间传递信息的化学物质，如果这些化学物质的浓度发生变化，就会导致大脑功能的异常。

　　根据化学成分的不同，神经递质又分为胆碱类（乙酰胆碱）、单胺类（去甲肾上腺素、多巴胺和 5- 羟色胺）、氨基酸类（兴奋性递质如谷氨酸和天冬氨酸；抑制性递质如 γ 氨基丁酸、甘氨酸和牛磺酸）和神经肽类等。在这些神经递质中，最引人注目的就是 5- 羟色胺和多巴胺，大量的研究发现，5- 羟色胺合成的减少以及多巴胺系统的紊乱被认为是抑郁症的主要病因。

　　看到这儿，我们不妨总结一下，作为肠道菌群王国里最主要的成员益生菌，一旦发生变化，势必会影响整个肠道菌群的平衡。肠道菌群结构失衡，通过微生物-肠-脑轴进一步影响了大脑分泌的 5-

羟色胺和多巴胺水平，5- 羟色胺合成的减少以及多巴胺系统的紊乱最终导致了抑郁症的发生。

抑郁症患者，肠道菌群的结构改变了吗

微生物 - 肠 - 脑轴的存在，让益生菌和抑郁症之间的关系有了理论上的支持，但事实上真的如此吗？肠道里的菌群是一个巨大的微生物王国，在这个王国里，到底有多少种类的细菌，每一种细菌又是什么，这依然是科学家正在努力研究的问题。

但是现有的研究表明，抑郁症患者肠道菌群与没有抑郁症的人相比，的确存在较大的差异。比如有研究发现，抑郁症患者肠道内 Alistipes（拟杆菌门）菌比例显著升高，而柔嫩梭菌属明显降低。柔嫩梭菌属的丰度与抑郁症状严重程度呈负相关。也有研究表明，抑郁症患者肠道内厚壁菌门多，拟杆菌门少，普氏菌属、克雷伯菌属、链球菌属及 XI 型梭状芽孢杆菌属增多，普氏菌属及克雷伯菌属与 Hamilton （汉密尔顿）抑郁量表（HAMD）评分呈正相关。

由此可见，抑郁症患者体内的肠道菌群发生结构改变，真的不是空穴来风。

服用益生菌，可以预防和治疗抑郁症吗

抑郁症按照严重程度分为轻度、中度和重度，重度抑郁症患者甚至有自杀倾向。罹患抑郁症的人群，他们的痛苦是常人所无法理解的。抑郁症患者每一次发作都是度日如年，有些抑郁症患者在好转与复发之间反复徘徊，身心遭受了巨大的痛苦。

当痛苦一次又一次重演，再加上服用抗抑郁药物带来的不良反

应，很多抑郁症患者开始拒绝接受正规的治疗。正如晓军这样的抑郁症患者，他想治疗，但他在寻找一种更有效、副作用更小的药物，在益生菌和抑郁症之间的神秘关系被揭开的时候，这是一个希望。

那么，通过服用益生菌，是不是可以预防和治疗抑郁症呢？

科学家们通过研究发现，适当服用益生菌的确有缓解抑郁症的作用，不过主要适用于轻到中度的抑郁，如果是严重的抑郁症患者，光吃益生菌还远远不够，建议还是及时咨询专业的心理医生，进行心理药物的指导应用。

那么，健康人是不是可以通过服用益生菌来预防抑郁症呢？

当然也是可以的，我们的肠道菌群是一个时刻在变化的王国，饮食习惯、运动、便秘、腹泻、服用抗生素、熬夜、压力、吸烟、酗酒、年龄等任何一个因素都可能会影响菌群结构，都可能导致菌群失调，在菌群失调后，我们的情绪和认知也有可能发生变化。

所以适当服用益生菌，或是适当食用含有益生菌的食物，对于预防和缓解不良情绪的确是有帮助的。

🦠 科研之路依然很漫长

虽然服用益生菌会缓解轻到中度的抑郁症，但是，我们到底需要哪种益生菌呢？现有的研究并没有给我们明确的答案。肠道里的菌群成千上万，光是益生菌，也有许多不同的种类，我们都知道益生菌好，但究竟哪一种益生菌更有利于我们呢？

不同的人，可能需要的益生菌不同。比如有的人可能需要双歧杆菌，有的人可能需要凝结芽孢杆菌，有的人可能需要鼠李糖乳杆菌，也有的人需要的益生菌可能到目前为止，市面上还没有生产出来。由于无法定位到细菌的具体种类，使得我们现在在选择益生菌的时候，更多的是盲目，也就是医院或药店里有什么，就买什么。

　　也有研究者提出了不同的意见，他们认为益生菌并非一定就是安全的，一些菌种繁殖过程中可产生有害产物，如乳酸菌生长繁殖过程中会产生乳酸，引起乳酸中毒。某些益生菌短期来看对人体有益，但长期的影响仍然需要进一步观察。抑郁症这种疾病存在长期反复发作的倾向，患者到底需不需要长期吃益生菌，这是未来要解决的问题。

　　也有人会说，既然益生菌药物存在风险，那么干脆喝酸奶补充益生菌好了。这虽然是一种方法，但是酸奶里的益生菌其实是杯水车薪，服用后经过胃酸的腐蚀，能够活着到达肠道的又能有多少呢？所以，对于晓军这样的抑郁症患者，我的建议是，可以尝试服用益生菌，但是同样不能忽视专业的心理治疗，只有这样，也许才能促进抑郁症更好地康复。由于科研之路还很漫长，把治愈抑郁症的所有希望都寄托在益生菌之上，而拒绝接受专业的心理疗法，显然是不明智的。

肠道菌群是引发肝病的罪魁祸首吗

　　肝脏是人体最大的消化腺，也是体内最大的实质性器官。肝脏的新陈代谢活跃，蛋白质、脂类、糖类和维生素等营养素的合成、转化和分解都需要肝脏的参与。肝脏还能分泌胆汁，对于人体而言，胆汁极为重要。胆汁能将脂肪乳化成微滴以利于消化，还能促进脂肪酸及脂溶性维生素的吸收。

肠道是人体最长的消化管，营养物质的吸收几乎都是在肠道里进行的。肝脏分泌的胆汁流入肠道，为消化和吸收脂肪提供帮助，为了报答肝脏的恩赐，肠道将大量的营养提供给肝脏。从解剖来看，肝脏从肠道通过门静脉获得 70% 的血液供应，正是丰富的血供，让肠道吸收的营养物质得以源源不断地运输到肝脏。

所以，肝脏和肠道，看似是两个不同的人体器官，两者之间却有着千丝万缕的关联。随着研究的深入，科学家发现，肝脏和肠道，不仅在解剖上存在广泛联系，在功能上也相互影响。鉴于两者之间的亲密关系，很多科学家认为，如果肠道里的微生态环境发生改变，那么很可能会进一步影响肝脏的健康。

肠道菌群与非酒精性脂肪性肝病

谁是肠道的主人？九曲十八弯的肠道里，肉眼无法看到的还有另外一个世界，这是肠道菌群缔造的微生态世界。虽然看不到，但菌群的稳定却发挥着至关重要的作用，一旦肠道菌群失衡，那么不仅会影响肠道健康，还会进一步影响肝脏健康，正因如此，科学家提出了"菌群－肠－肝轴"的假想。

研究发现，肠道菌群的结构改变会影响食欲，增加食物的能量利用。你也可以这么认为，如果肠道内喜欢高脂肪食物的菌群增多，那么菌群会发出信号，再通过肠－脑轴的调节作用，让你对高脂肪食物更加渴望。而长期高脂肪饮食，无疑会导致脂肪的摄入增加。脂肪通过肠道的血管抵达肝脏，肝脏是脂肪运输的枢纽，肝脏把脂肪转变成体脂储存，饥饿时，储存的体脂被首先运送到肝脏，然后进行分解。由此可见，如果肠道提供的脂肪过多，势必会加重肝脏的负担，大量的脂肪在肝脏内沉积下来，就会变成脂肪肝。

还有研究发现，一旦肠道菌群紊乱，很容易导致肠黏膜屏障功能减退和肠黏膜通透性增加。此时的肠道就像是有了决口的堤坝，肠道菌群可以通过这些决口抵达其他部位，我们称之为菌群易位。当大量的有害菌来到小肠的时候，就会导致小肠细菌过度生长，过度生长的细菌会产生大量的有毒物质。我们把这些有毒物质称为内毒素，内毒素的另一个称呼叫脂多糖，是革兰氏细菌细胞壁的一个组成部分。内毒素能够突破小肠黏膜的防线，当然也可以通过肠道血管抵达肝脏，并在肝脏里激活肝脏库普弗细胞，进一步释放肿瘤坏死因子（TNF-α）等炎症因子，这些炎症因子能够引起肝脏纤维化及脂质过氧化，从而导致脂肪肝的发生。

为了进一步验证肠道菌群与非酒精性脂肪性肝病之间的关系，科学家通过对比非酒精性脂肪肝患者和正常人的肠道菌群，有了新的发现：与健康者相比，非酒精性脂肪性肝病患者的肠道菌群中瘤胃球菌科比例减少，放线菌门、厚壁菌门及胆汁酸耐受菌如另枝菌属、嗜胆菌属、拟杆菌属比例增加。

肠道菌群与酒精性肝病

酒精其实就是乙醇，乙醇是一种有机化合物，当我们摄入大量的乙醇后，胃肠道黏膜通过简单的扩散吸收乙醇，大约20%的乙醇被胃吸收，70%的乙醇被小肠吸收，还有一部分乙醇来到大肠。长期喝酒的人，肠道菌群并不会安然无恙，这是因为酒精对肠道有很强的刺激性。酒精不仅会破坏肠黏膜屏障，增强肠黏膜的通透性，还能改变肠道菌群的结构，导致有害菌在肠道内过度生长。

大量的研究发现，酒精能促进肠杆菌科、普氏菌科等致病菌群生长，而抑制乳杆菌属等益生菌群生长。

有害菌的过度生长，无疑会导致灾难性后果，我在前面说过，有害菌过度生长会导致内毒素的生成增多，大量的内毒素来到肝脏，即便肝脏是解毒中心，但超过了肝脏的负荷，肝脏也会不堪重负。

🦠 肠道菌群与肝硬化

肠道菌群的紊乱会诱发一系列慢性肝病，比如非酒精性脂肪性肝病和酒精性肝病，如果肝病不断进展，将会发展为肝硬化。

作为人体重要的消化和代谢器官，肝脏的异常又会进一步加重肠道菌群的紊乱。比如肝硬化的患者，当肝硬化来临的时候，很容易引起门静脉压力升高，门静脉压力升高又会进一步导致门静脉分支的压力增加，于是导致胃肠道瘀血、胃肠蠕动减慢以及肠黏膜通透性增加。这些危险因素对于肠道菌群来说，打击往往是毁灭性的，其中最主要的表现就是有害菌增多，有益菌减少。

反过来，肠道菌群的紊乱，又会进一步加重肝脏病情，两者之间形成了恶性循环，甚至增加了肝硬化患者死亡的风险。比如肝硬化的一个常见并发症，自发性腹膜炎，其实就是肠黏膜屏障受损导致肠道细菌易位进入腹腔，导致了严重的腹腔感染。如果细菌易位到呼吸道、泌尿系、胆道，还会引起这些部位的严重感染。

鉴于越来越多的证据提示肠道菌群与慢性肝病之间的紧密关联，补充益生菌已经成为治疗慢性肝病的一种新方法，通过增加益生菌的数量来抑制有害菌，最终达到预防慢性肝损伤的目的。

但也有科学家指出，肠道菌群的数量总是超过可以使用的益生菌数量，相对于庞大的肠道菌群而言，益生菌可能是杯水车薪，所以使用益生菌联合益生元的方法可能更有效，因为益生元可以刺激益生菌的生长。还有科学家指出：在未来，粪便移植将是主要的解决方法。有关粪便移植用来治疗慢性肝病，迄今为止唯一的证据来自一份单一的病例报告——用粪便移植治疗肝性脑病。这名患者通过积极的治疗，依然效果欠佳，选择粪便移植后，肝性脑病的症状得到了明显的改善。有人认为，粪便移植可以纠正肠道菌群失调，所以用来治疗轻度的肝性脑病应该是可行的。

不过有关研究仍然缺乏足够的临床数据支持，所以粪便移植是否真的能用来治疗慢性肝病以及到底能发挥多大作用，依然需要走漫长的科研之路。

肠道菌群和来自星星的孩子

有一群特殊的儿童，网络上用这样的语言来形容他们："他们像星星一样，孤独地闪烁在另一个世界，他们目光澄亮，却对人视而不见；听觉灵敏，却对父母的呼唤充耳不闻；发声正常，却不与他人交流……"

在医学上，对这个特殊群体有一个专业名词叫"自闭症谱系障碍"，它是一种神经系统发育障碍性疾病，患有此病的儿童常常出现社会交往障碍、语言和非语言交流障碍、行为刻板、兴趣局限，由于他们活在自己的世界里，他们要么不与别人交往，要么交往的方式很奇特怪异。所以，在很多人看来，自闭症

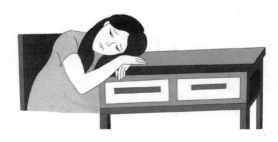

儿童更像是"来自星星的孩子"。

有人认为他们智力低下，有人认为他们是天才；有人说他们很孤独，也有人说他们活在自己的世界里，说不定会有无与伦比的快乐；有人说生活在这个社会里，不能与人交流做朋友该是多么痛苦的事情啊，也有人说人心叵测，倒也少了很多烦恼。不管别人怎么看，从医学角度出发，自闭症其实是一种病，这种疾病的发病机制非常复杂。科学家经过大量的研究发现，遗传、脑结构和功能异常、免疫异常、感染因素、营养缺乏等都可能与自闭症的发病有关。遗憾的是，至今为止，真正的谜底始终没有揭开。

也许在不久的将来，科学家在这方面的研究能有更大的突破，从而找到预防和治疗自闭症的新方法。

自闭症患者的肠道菌群

近年来，科学家一直在研究自闭症患者和正常人的肠道菌群结构究竟有什么不同，大量的研究发现，两者的肠道菌群在结构和种类上存在着明显的变化。存在明显改变的肠道菌群，不仅包括厚壁菌门和拟杆菌门，还包括放线菌门。

于是一个大胆的假说提了出来，肠道菌群的改变是不是会诱发自闭症？

每个人的肠道内都有一个庞大的菌群王国，从新生儿离开母体的那一刻开始，菌群通过各种方式在肠道内定居下来，并着手建立属于自己的王国。王国的建立需要漫长的时间，但建立过程从来不是一帆风顺的，王国四周，强敌压境，大军随时可能攻入城堡，准备给王国致命一击。所以，从一开始，肠道菌群就可能面临各种攻击，在各种外部因素作用下，菌群结构和种类发生改变，这就像蝴蝶效应一般，在身体里风起云涌。我在前面的章节里说过，肠道菌群构成了肠道黏膜的第四道屏障——生物屏障。肠道菌群的失调不仅会触发肠道内局部免疫反应，也会影响全身的免疫系统，导致循环和脑细胞因子、趋化因子、炎症因子等细胞因子发生变化，这些变化最终导致了神经系统发育的异常，成为诱发自闭症的重要因素。

自闭症患者的肠－脑轴

肠－脑轴的理论有助于我们揭开更多有关肠道菌群和自闭症两者关联的秘密。

当肠道菌群失调后，能够激活自主神经，进而影响大脑，导致大脑里 γ－氨基丁酸、儿茶酚胺、5-羟色胺和组胺等神经递质的浓度发生改变。研究发现自闭症患儿全血色氨酸水平降低，5-羟色胺水平增高，且水平越高患者焦虑和抑郁症状越严重。也有研究发现，如果选择性使用 5-羟色胺回收抑制剂，通过改变大脑和肠道内 5-羟色胺的水平，就可以改善自闭症患儿攻击性行为和重复语言、刻板行为症状。

除了自主神经以外，在我们的身体里，还有一个调节轴，那就是下丘脑－垂体－肾上腺轴，这个核心轴一旦被激活，就会导致糖皮质激素分泌增多。激素水平的异常会让人出现焦虑、紧张、抑郁、记忆障碍和社交能力降低。肠道菌群的失调恰恰可以激活这个调节轴，最终也会诱发一系列异常的神经症状。

脱硫弧菌和自闭症

肠道菌群对于健康而言至关重要，肠道菌群不仅控制着肠道内环境的稳定，还能分解食物残渣，摄取大量的营养物质供给身体使用。

不同的食物为我们提供不同的维生素和微量元素，其中包括重要的硫元素。食物中的硫元素被肠道吸收，以硫酸盐的形式存在，但是我们的肠道内还有一种细菌，我们称之为脱硫弧菌，脱硫弧菌是一种特殊的硫还原菌，它可以分解硫酸盐，让其转化成硫化氢，这是一种气体，会被当成屁放出去。

研究发现，如果肠道内的硫元素摄取量降低，会增加自闭症发生的风险。美国哈佛大学和约翰霍普金斯大学团队于 2014 年在美国科学院院报发表的研究报告显示，适当补充硫元素能有效改善自闭症的核心症状。由此可见，自闭症的发生的确与硫元素的减少密切相关。

当谜底被逐一解开，很多人按捺不住内心的兴奋，因为全世界饱受自闭症困扰的患者其实非常多，就拿我国来说，据不完全统计，我国自闭症患者可能超过 1000 万，其中 0 到 14 岁群体可能超过 200 万，而且人数在不断地增加。自闭症是一种慢性病，它穿越在时空的长河里，困扰着孩子的一生。但是父母并不能陪伴孩子一生，如何才能治愈自闭症，让孩子回归正常的生活，让其有生活自理的能力，这是很多父母期盼的。

研究肠道菌群和自闭症的关系，为治疗打开了一扇新的大门。事实上，越来越多的医生开始尝试使用益生菌，甚至粪便移植的方法来治疗自闭症，目的就是通过改善肠道菌群失调，进而改善患者免疫系统和神经系统的发育。

作为医生，虽然我所在的医院并没有开展粪便移植，但我依然希望有更多深入的丰富的研究能够揭开谜底提供真相，让自闭症成为一种既能治好又能预防的疾病，让更多来自星星的孩子能够过上普通人的生活。

菌群和胖子，究竟谁影响谁

　　地球是一个庞大的生命体，栖息在地球上的万物每天都在做着相同的一件事——新陈代谢。新陈代谢包括物质代谢和能量代谢两个方面，物质代谢是生物体与外界环境之间物质的交换和生物体内物质的转变过程，能量代谢则是生物体与外界环境之间能量的交换和生物体内能量的转变过程。

　　这样说，很多人还是搞不清物质代谢和能量代谢，我们可以举一个简单的例子。我们在进食的时候，食物穿过食管，胃如同切割机一般对大块食物进行切割和研磨，将食物打磨成像粥一样的物质，穿过幽门，进入小肠——这是人体最重要的营养吸收部位，负责从食物中摄取蛋白质、葡萄糖、脂肪。我们从外界摄入食物，食物在消化道内不断转变，其中的营养被人体吸收，食物残渣被排出体外，这个过程就是物质代谢。经过消化吸收，食物中的营养成分被人体吸收，除了一部分被利用以外，更多的变成脂肪和肝糖原被储存起来，当身体需要的时候，脂肪和肝糖原进一步分解，产生能量供身体使用，这个过程则属于能量代谢。

　　作为地球上的高级动物，我们的身体无时无刻不在进行着新陈代谢，新陈代谢维系着我们的生命，直到生命走到终点，新陈代谢才会停止。在新陈代谢的过程中，不同的人有不同的改变，有的人因为代谢能力发生改变出现了肥胖，有的人则因为代谢能力改变出现了营养不良。

不光人体在进行着新陈代谢，栖息在我们身体里的菌群同样在进行着新陈代谢，于是，有人提出了新的疑问，两者之间是不是存在着某种微妙的联系？

胖子体内的肠道菌群

肥胖是最常见的一种代谢性疾病，《中国居民营养与慢性病状况报告（2020 年）》数据显示，目前中国的成人中已经有超过 1/2 的人超重或肥胖，成年居民（≥ 18 岁）超重率为 34.3%、肥胖率为 16.4%。由此可见，肥胖已经成为一个严峻的社会问题，肥胖的发生率在不断升高，与肥胖有关的健康问题也日益凸显，心脑血管疾病、糖尿病和癌症都与肥胖有关。

如果能发现更多与肥胖有关的秘密，那么在不久的将来，或许减肥也能变得轻而易举，当有人提出新的可能性后，研究就开始马不停蹄地进行。

科学家研究菌群和肥胖之间的关系，是从小鼠身上开始的。研究发现，肥胖小鼠的拟杆菌门下降约 50%，同时厚壁杆菌门上升相同幅度。这里，有两个菌种进入大家的视野，没错，一个是拟杆菌门，一个是厚壁杆菌门。

肥胖让小鼠体内的菌群出现了异常改变，那么，肥胖可以让人体肠道菌群也出现改变吗？通过研究，科学家证实了这种推测，肥胖人群肠道里的拟杆菌门比例是下降的，而厚壁杆菌门比例是升高的，如果减肥，在体重下降的过程中，菌群也在发生着改变，这时肠道里的拟杆菌门比例上升，而厚壁杆菌门比例则下降。

能量代谢异常

研究发现，当肠道菌群发生改变的时候，能量的摄取也会出现异常。如果一个人肠道里的拟杆菌门比例下降，厚壁杆菌门比例升高，那么会导致从食物中摄取的能量增加。

肠道菌群通过分解食物会产生乙酸盐、丙酸盐和丁酸盐，作为主要的能量来源，它们每天能为身体提供大约 837 千焦（200 大卡）的能量。如果拟杆菌门比例下降，厚壁杆菌门比例升高，那么就会促进乙酸盐、丙酸盐和丁酸盐产生得更多，这些物质具有促进脂肪合成、抑制脂肪分解的作用，从而导致肥胖。

亚临床炎症

当代谢出现异常的时候，我们身体里的炎症因子会产生得更多。比如肥胖患者，在抽血检查炎症指标的时候，这些炎症指标可能会出现轻度异常。这种异常和由严重感染引起的明显异常不同，轻度的异常不会影响患者的生命安全，甚至不用特殊处理，这种现象就是亚临床炎症。

随着研究的深入，科学家发现，亚临床炎症和代谢疾病之间有着千丝万缕的联系，代谢疾病，如肥胖、高血脂和糖尿病容易引起亚临床炎症，反过来，亚临床炎症的持续存在会进一步加重能量代谢的异常。

当肠道菌群失调的时候，肠黏膜的生物屏障被破坏了，肠黏膜通透性增加，导致肠漏的发生，这里说的肠漏不是肠道上有一个裂孔，而是肠黏膜的屏障破坏了，让一些有毒的分子可以通过肠黏膜跑到身体其他地方。比如这些有毒分子跑到血液里，会导致血液脂多糖增多，脂多糖是一种内毒素，很容易诱发亚临床炎症。

正如前面所说，亚临床炎症的持续存在，很容易导致能量代谢异常，最终诱发肥胖。

🧠 肠－脑轴的作用

肠－脑轴是一个复杂的双向调节系统，堪称连接肠道和大脑的丝绸之路，肠道菌群在肠－脑轴里扮演着重要角色，肠道菌群通过多种途径调节大脑的功能，进而影响食物摄入。

举个简单的例子，如果一个人肠道里的拟杆菌门比例下降，厚壁杆菌门比例升高，就会通过特有的双向调节系统，影响到大脑的神经递质发生异常。在这些神经递质里，最重要的就是 5- 羟色胺，也就是血清素，血清素被称为人体的"幸福荷尔蒙"，血清素水平过低会引起抑郁，血清素水平升高会导致食欲旺盛，一旦摄入过多的热量，自然容易发生肥胖。

💗 益生菌可以用来减肥吗

过去，人们认为只要迈开腿，管住嘴，我们的体重就能下降，但现实生活里，一些严重的肥胖患者坚持做到这两点其实很难。于是严重肥胖者为了减肥，只能接受缩胃手术。

那么，有没有其他的方法来帮助肥胖患者控制体重？既然肠道菌群紊乱与肥胖的发生密切相关，那么如果改变紊乱的菌群，是不是能够降低体重呢？

由于益生菌是改变紊乱菌群的最重要菌种，所以科学家试着给动物补充益生菌，结果发现，益生菌的确可以有效地预防和治疗肥胖，目前研究最多的是乳酸菌和双歧杆菌，比如一项动物实验表明，单独或联合给予小鼠 9 周的弯曲乳杆菌 HY7601 和植物乳杆菌 KY1032，可以限制脂肪组织和肝脏的脂肪积累。

根据在动物身上的研究成果，科学家开始尝试给成人补充益生菌，观察是否也能达到降低体重的效果。比如有学者在 BMI 指数和腹部内脏脂肪区较高的成人中进行了一项多中心、双盲、随机、安慰剂对照实验，在 87 名受试者中使用 *Lactobacillus Gasseri*（格氏乳杆菌）SBT2055 菌株证明 BMI 指数、腹部肥胖和体重均有降低。

但也有人提出了不同的观点，益生菌虽然可以预防和治疗肥胖，但不是所有的益生菌都能发挥这样的作用，目前在该领域的研究仍然处于早期阶段，而且能用于减肥的益生菌，目前只限于双歧杆菌和乳酸菌。

除了尝试使用益生菌来降低体重之外，也有科学家尝试使用更高端和激进的方法，即尝试使用粪便移植技术，帮助肥胖患者重建正常的肠道菌群，从而抑制炎症反应，控制体重的增加。虽然这个领域的研究尚处于摸索阶段，但依然有无限创新的潜力，未来可期。

皮肤问题，真的要从"肠"计议吗

24 岁的小菊一直以为自己只是得了难治的皮肤病，直到检查后才知道自己得的是一种治不好的肠病。小菊告诉我，确诊溃疡性结肠炎的时候，她哭了很长时间，网络搜索得到的答案让她崩溃，这是不死的癌症，确诊后就意味着要终身治疗。小菊回想起自己噩梦般的经历，她先是皮肤出现异常，辗转去了很多家医院，用了很多药，症状却始终没有改善。后来她又出现其他症状，腹泻，一天要解六七次大便，而且都是黏液脓血便，同时还伴有腹痛、发热、食欲不好，人越来越瘦。她被确诊为溃疡性结肠炎的时候，已经是起病一年之后了。她瘦得像个纸片人，一年的时间里瘦了四十斤。

皮肤问题和炎症性肠病

炎症性肠病是一种特殊的慢性肠道疾病，具有终身复发的倾向，正因如此，很多人都把炎症性肠病视为不死的癌症。

炎症性肠病主要包括溃疡性结肠炎和克罗恩病。当炎症性肠病来临的时候，除了有消化道的表现之外，还常常会引起皮肤的异常，如小菊在确诊溃疡性结肠炎之前，她的小腿伸侧出现了多发的紫红色结节，皮肤科医生告诉她这是结节性红斑，压上去会有明显的痛感，但当时，没有人想到小菊罹患了溃疡性结肠炎。

炎症性肠病除了引起结节性红斑之外，还可能导致坏疽性脓皮病，在患者的下肢和口周面部会出现红色的丘疹、脓疱，甚至融合破溃，发展为坏死性溃疡性皮损。结节性红斑和坏疽性脓皮病是炎症性肠病最常见的两种皮肤表现，除了它们以外，炎症性肠病还会引起口腔复发性溃疡、银屑病、荨麻疹、类天疱疮等皮肤疾病。

由于炎症性肠病高发于 20~40 岁的年轻人群，钦此，这个年龄段的人突然间出现异常的皮肤问题，且治疗效果不好，如果还伴有消化道症状，则要高度警惕这种肠病。

肠－皮肤轴，连接肠道和皮肤的丝绸之路

随着研究的深入，科学家们发现了越来越多的皮肤病似乎都与肠道疾病密不可分。比如好发于青春期的寻常性痤疮，牛皮癣、特异性皮炎、湿疹等皮肤病，似乎也与肠道有着千丝万缕的联系。有些患者在出现这些皮肤病症状后，也出现了一些肠道症状，在治疗肠道疾病的时候，随着肠道疾病的好转，这些皮肤病的症状也能得到改善。

于是科学家们大胆地提出了一个新的发现肠－皮肤轴。

肠－皮肤轴，这是一个无形的轴。皮肤和肠道被认为是人体最大的两个器官，一个在身体的最外面，另一个在身体的最里面。皮肤上寄生着大量的微生物群体。研究发现，寄生在皮肤上的微生物种类高达 1000~1500 种，除了细菌、病毒以外，还有真菌。这与庞大的肠道微生物王国有异曲同工之妙。

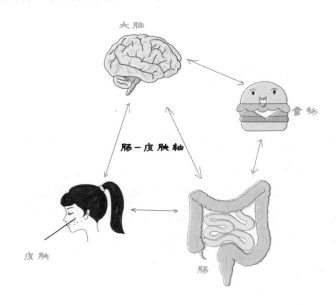

美国国立过敏与传染病研究所（NIAID）领衔的研究团队，曾在 *Nature*（《自然》）杂志上发表文章指出，皮肤微生物能够显著影响机体的免疫力。对于肠道来说，肠道的微生物王国也会影响免疫系统的稳定，有研究发现，肠道和皮肤具有一致的免疫因子 IgT，能引起类似的免疫反应，一旦肠道菌群失调，通过影响免疫系统，导致免疫紊乱，那么有可能触发皮肤的免疫防线，从而导致一系列皮肤疾病的发生。

也有科学家指出，肠道与皮肤之间看似距离遥远，一个在身体的最里面，另一个在身体的最外面，但是两者可以通过血液系统、免疫系统、内分泌系统、神经系统进行双向连接，肠道微生物可以通过影响这些系统的炎症反应、氧化应激、组织脂质水平、血糖控制、神经肽水平、神经递质，从而影响皮肤健康。

正因肠道和皮肤之间紧密的联系，所以我们可以把肠 – 皮肤轴想象成连接肠道和皮肤的丝绸之路，它的地位至关重要，能够帮助我们打开另一扇医学之门。

🩺 皮肤问题和肠道息肉综合征

就在一个月前，我接诊了一名年仅 10 岁的男孩，男孩因为腹痛、便血来找我看病，但是让我印象最深刻的则是他口唇和手脚掌面的黑褐色色素斑。通过肠镜检查，我发现这个男孩的肠道里布满了大小不等、形态各异的息肉，最终，这个男孩被诊断为黑色素斑 – 胃肠多发息肉综合征，它的典型表现就是皮肤黏膜色素斑和胃肠道息肉。这是一种遗传疾病，刚开始的时候不一定会有消化道症状，但是长在口唇、颊黏膜、口周皮肤和手脚掌面的色素斑，则容易被误认为是长了痣，更有甚者，很多家长认为是美人痣，是福痣，结果一拖再拖，等到确诊的时候，患者的病情往往很严重了。

　　黑色素斑－胃肠多发息肉综合征之所以会出现皮肤异常，主要与 STK11 基因突变有关。你也可以这么认为，这是一种基因突变导致的两种异常，所以如果出现这两种典型的异常，不应该将它们分开来看待，应该综合考虑。

　　除了黑色素斑－胃肠多发息肉综合征之外，还有一些肠道息肉也会有皮肤的异常表现，如 Cronkhite-Canada 综合征，它是美国医师 Cronkhite（克龙基特）和 Canada（加拿大）于 1955 年首先发现的，所以用两人姓名命名，这种疾病不仅有弥漫性胃肠道息肉，还会伴随皮肤色素沉着和指甲萎缩。

　　Cronkhite-Canada 综合征的发生与基因突变无关，但是感染、缺乏生长因素、免疫异常、精神紧张、过度劳累则在此病的发病中扮演着极为重要的角色。对于这种疾病，我们也可以通过肠－皮肤轴的理论来获得科学解释。

　　很多疾病，看似起病突然，其实是形形色色的因素共同作用导致的必然结果，作为医生，我们不能想当然，看似简单的皮肤问题，背后可能暗藏玄机，很多皮肤问题，真的要从"肠"计议。

人老了却糊涂了，阿尔茨海默病和肠道菌群

　　提到阿尔茨海默病，很多人会觉得特别陌生，那么它的另一个

称呼则非常浅显易懂，那就是老年痴呆症。根据 2018 年《世界阿尔茨海默病报告》，全球每 3 秒钟就有一例老年痴呆症患者产生，2018 年全球罹患老年痴呆症的人数高达 5000 万，预计到 2050 年，将增加到 1.52 亿。在我国，老年痴呆症的发生率同样不低，65 岁以上老年人发病率高达 6.6%，保守估计，我国老年痴呆症患者的人数在 600 万 ~800 万之间。

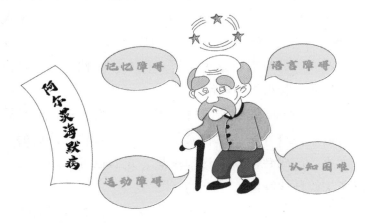

既然是老年痴呆症，那么这种疾病的发生当然与年龄有关。数据显示，随着年龄的增长，老年痴呆症的患病率逐渐上升，年龄平均每增加 6.1 岁，患病率就会升高 1 倍，到了 85 岁以后，老年痴呆症的患病率高达 20%~30%。

老年痴呆症患者之所以像个孩子，是因为这种疾病是一种进行性神经退行性综合征，它主要的临床表现是记忆障碍、语言障碍、运动障碍，往往伴有认知困难、思维和计算能力损害、人格和行为改变。

由于这些障碍，导致老年痴呆症的患者不仅不能和正常人沟通、交流，他们连生活自理的能力都没有，所以对于老年痴呆症患者的护理，真的不是一件容易事。

出现哪些症状，要警惕老年痴呆症

根据认知损害的程度，老年痴呆症又分为轻度、中度和重度。

轻度痴呆最先出现的表现是患者的近期记忆力减退。他们常常遗忘日常所做的事情，如明明出去散了步，买了菜，但却始终记不起这些事；有一些常用的物品他们也会遗忘，如刚刚用过的梳子却不记得放在哪里了，明明离开家没多久，但就是找不到回家的路。随着病情的发展，患者还会出现远期记忆力减退，对于发生已久的从前的人和事都不再记得了。有些老年痴呆症患者甚至会出现精神异常，如他们突然变得特别暴躁、易怒、自私多疑，有些则表现为明显的焦虑和抑郁。

中度痴呆意味着病情进一步发展了，患者的记忆障碍继续加重，甚至出现失语和失认的表现。他们的逻辑思维和综合分析能力均明显减退，不愿意工作和学习，也不愿意和社会接触，他们把自己封闭在一个世界里，沉默寡言，对任何事情都失去兴趣，很多人甚至有明显的人格改变，甚至随地大小便。

重度痴呆是病情最严重的阶段，他们情感淡漠，言语功能完全丧失，生活无法自理，他们终日卧床，四肢瘫痪。由于长期卧床不起，很多老年痴呆症患者因此出现肺部感染、尿路感染、肌肉萎缩、压疮和营养不良，最终因并发症而死亡。

老年痴呆症的发病机制

到目前为止，科学家也没有找到老年痴呆症的确切发病机制，有些科学家认为遗传因素发挥着至关重要的作用。老年痴呆症又分为家族性老年痴呆症和散发性老年痴呆症，其中家族性老年痴呆症呈常染色体显性遗传，通常在 65 岁之前就发病了，携带敏感基因和基因突变是重要因素。但是家族性老年痴呆症占有的比例并不高，90% 以上的老年痴呆症患者都属于散发性老年痴呆症，往往在 65 岁以后发病，是遗传和环境因素共同作用的结果。

目前针对老年痴呆症的具体发病机制，医学界提出了很多假说，最常见的是 β-淀粉样蛋白假说、tau 蛋白学说、神经血管假说。

β-淀粉样蛋白假说主要的参与者是 β-淀粉样蛋白，这是淀粉样前体蛋白水解形成的多肽片段，由 39~43 个氨基酸残基组成，在神经细胞内、外聚积均可引起毒性反应，容易导致神经元变性和死亡。

tau 蛋白是含量最高的微管相关蛋白，正常脑中 tau 蛋白的功能是与微管蛋白结合，老年痴呆症患者脑中的 tau 蛋白则异常过度磷酸化，于是影响了微管蛋白的稳定性，导致神经元纤维缠结，进一步破坏了神经元及突触的正常功能。

神经血管假说指出脑血管功能的失常会导致神经元细胞功能障碍，进一步引起 β-淀粉样蛋白清除能力下降，最终导致认知功能障碍。

除了这三种假说以外，还有炎症反应学说、氧化应激学说、胆碱能损伤学说以及细胞凋亡学说等多种假说，虽然每一种假说都有一定的证据支持，但是在老年痴呆症的发病中到底发挥着多大的作用，依然需要更多的研究。

肠道菌群和老年痴呆症

当人体第二大脑被发现的时候，科学家就一直在研究肠道菌群和老年痴呆症两者的关系，研究同样是建立在肠-脑轴的基础之上。

20 世纪 90 年代，肠 - 脑轴首次被提出，它是指大脑和肠道之间一个非常复杂的双向调节系统，在这个调节系统里，肠道菌群发挥着至关重要的作用。

肠道菌群可以产生很多代谢物，如乳酸菌和双歧杆菌能够产生 γ - 氨基丁酸，这是一种抑制性神经递质；肠道菌群还能产生短链脂肪酸，包括乙酸、丁酸和丙酸。肠道内存在肠黏膜屏障，虽然菌群无法通过肠黏膜屏障，但是菌群产生的这些代谢物则可以通过肠黏膜屏障，进入循环系统，进而影响大脑。科学家发现，如果 γ - 氨基丁酸分泌异常，会增加老年痴呆症发生的风险，短链脂肪酸分泌异常，则可能影响大脑葡萄糖和能量平衡，进一步影响大脑功能。

当肠道菌群紊乱的时候，菌群衍生的内毒素和淀粉样蛋白都会增加，与此同时，肠黏膜屏障被破坏，肠黏膜通透性增加，会直接加重肠漏。淀粉样蛋白和脂多糖还会直接激活 Toll 样受体，并增加细胞因子的生成，这些细胞因子能够通过肠道和血脑屏障进入大脑，进一步引发免疫反应和活性氧释放，导致大脑受损。

为了进一步验证肠道菌群和老年痴呆症之间的关系，2017 年，一项有关 25 名老年痴呆症患者和 25 名健康人肠道微生物的对比研究发现，老年痴呆症患者的肠道菌群多样性明显降低，主要表现在厚壁菌门减少、拟杆菌门增加、双歧杆菌属减少，并且这些差异最明显的细菌在肠道中的含量与患者脑脊液中与老年痴呆症相关的生物标志物的浓度显著相关。

我们回过头来再总结一下，年龄越大，肠道内的菌群越容易紊乱，菌群的紊乱导致一系列细胞炎症因子分泌增多，这些炎症因子通过血脑屏障，引起了大脑异常的炎症反应，最终诱发了老年痴呆症。

🧫 补充益生菌能改善老年痴呆症吗

到目前为止，医学界并没有研制出一种特效药来治疗老年痴呆症。纵观全球，老年痴呆症的发病率不仅在不断升高，有关老年痴呆症的护理和治疗费用同样居高不下。据估计，2018 年，全球老年痴呆症相关成本为 1 万亿美元，有专家预测，到 2030 年，如果依然没有足够有效的药物被研制出来，那么这一数字将增加到 2 万亿美元。虽然全球知名的很多药企都在参与研制针对老年痴呆症治疗的特效药，如强生、罗氏和葛兰素史克，但遗憾的是，都以失败而告终。

那么，是不是没有任何方法来干预老年痴呆症了？

很多科学家指出，既然肠道菌群的紊乱与老年痴呆症发病有关，那么补充益生菌是不是能改善老年痴呆症呢？

一项研究发现，给予益生菌治疗的小鼠表现出空间记忆能力的增强、认知功能障碍得到改善、突触可塑性和长时程增强效应显著提升。另一项临床研究同样显示，老年痴呆症患者在连续 12 周口服由嗜酸乳杆菌、干酪乳杆菌、两歧双歧杆菌和发酵乳杆菌制成的益生菌混合剂后，认知功能得到一定改善。

但也有科学家提出了不同的观点，他们认为随着年龄的增长，肠道菌群紊乱是不可避免的，这是生老病死的自然规律，你也许可以补充多种益生菌，但是肠道里庞大的菌群结构，是单纯几个菌种无法改变的。所以，即便长期补充益生菌，也不一定能够收到很好的效果。除非一种办法可以让整个肠道菌群恢复到年轻时期——粪便移植，但仍需进一步探索。

有害菌群的"野心"，细菌"远征军"

肠道菌群是微生态王国的最重要缔造者，我们肠道里所拥有的细菌数量非常庞大。肠道菌群里不仅仅包括益生菌，还包括有害菌和条件致病菌，益生菌已经是王国的最高统治者，它没有什么"野心"，但是有害菌和条件致病菌却和益生菌不同。有害菌不想"臣服"，它一直在静静等待着机会的来临，有朝一日"兴风作浪"。条件致病菌"隔岸观火"，益生菌强大时，它就归顺益生菌，积极发挥有益的作用；有害菌强大时，它就归顺有害菌，成为有害菌的帮凶，肆无忌惮地蚕食人的身体。

有人说，既然有害菌和条件致病菌这么"居心叵测"，为什么肠道还要留它们？彻底清除它们不更好吗？

这个世界如此奇妙，生物的多样性让人眼花缭乱，即便是人类，也拥有不同的肤色，细菌同样如此。种类不同的细菌栖息在肠道里，它们组建了一个庞大的王国，如果这个王国只要益生菌，反而显得太单调了。经过漫长的时间，肠道菌群的结构早已根深蒂固，我们不可能根除肠道里所有的有害菌和条件致病菌，相反，过度清除还会带来灾难性后果。

但是，置之不理的情况下，这些细菌在肠道内真能"安分守己"吗？

肠道菌群是有"野心"的，一些有害菌和条件致病菌的"野心"，绝不仅仅是在肠道内"兴风作浪"，它们意在组建一支更强大的"远征军"，冲出肠道，给其他的器官以重创，准备在身体里建立起新的"秩序"。

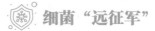 细菌"远征军"

我们肠道里的细菌是会发生易位的，医学界对于菌群易位的定义是细菌从肠道内转移至肠系膜淋巴结或者肠外器官。你可以这样想象，能够发生菌群易位的细菌，其实是细菌组建的"远征军"，它们突破"边境线"，长驱直入，开始了一路疯狂的侵略行动。

为什么会出现细菌"远征军"？我们的肠道里不是有一道强大的防御屏障吗？还有我们的免疫系统，难道它都置之不理，以至于让细菌"远征军"突破"边境线"吗？

遗憾的是，即便肠道有强大的防御屏障，即便人体有免疫系统，但它们并非时时刻刻强大，在某些特殊的病因影响下，不管是防御屏障还是免疫系统，都可能出现漏洞。

举个简单的例子，如果滥用抗生素，会导致肠道菌群失调，艰难梭菌原本是人类肠道正常菌群成员，但是在肠道菌群失调的时候，它趁机肆虐生长，不仅会影响整个肠道微生态王国，它们还组建"远征军"，突破肠道黏膜屏障和免疫系统的反击，最终抵达全身各部位，引起肾盂肾炎、脑膜炎，腹腔、阴道感染和菌血症。

再举一个例子，处于肝硬化失代偿期的患者，由于肝内血流阻力的增加，导致内脏高动力循环，肠道黏膜充血水肿、胃酸和胆汁酸减少以及免疫功能障碍，也很容易导致肠道菌群易位，细菌组建的"远征军"可以突破肠道黏膜屏障和免疫系统的反击，最终抵达腹腔、血液、肺部、肾脏，诱发严重的感染。

细菌"阻击战"

菌群易位一直是医学界的难题，肠道菌群结构异常丰富，细菌的种类成千上万，人自诞生起，就与这些细菌形成了微妙的共生互利关系，任何人都不可能把肠道里所有的有害菌和条件致病菌清除，而只保留益生菌。

这就像是一个源头，在下一次疾病来临，源头失控的时候，即便不是艰难梭菌，也有可能出现其他的细菌，如大肠杆菌。它们组建新的"远征军"，继续对身体的其他器官展开攻势。有人认为，菌群易位只能预防，不能完全避免，如果原发病不解决，菌群易位会不断发生。

所以，针对细菌"远征军"的治疗，不仅仅需要使用抗菌药物，还必须积极治疗原发病，从根本上稳定肠道黏膜屏障和免疫系统，并在以后漫长的时间里，小心翼翼，谨防下一次细菌易位的发生。

比如你是因滥用抗生素引起的菌群易位，那么在治好后，以后在抗生素的使用上要小心翼翼，在没有明确细菌感染的情况下不要使用抗生素。很多人感冒了、身上破了一个小口子、牙疼，都去用强效的抗生素，这其实都是滥用。比如你有肝硬化，那么应该积极治疗肝硬化，不能再做一些伤肝的事情，如酗酒、吸烟、熬夜、乱用保健品、乱用伤肝药物、饮食上毫无节制。

以菌治菌

肠道菌群是一个庞大的细菌群体，不同的细菌有着不同的"野心"，在这个等级分明的王国里，要想避免"野心家"的膨胀，就要提高益生菌的数量，达到以菌治菌的目的。有人说，肠道菌群的失衡，其实归根结底就是益生菌的数量减少。当庞大的王国失去控制，"野心家"一旦当权，结果可想而知。

但是维持益生菌的优势，又不是吃点益生菌就能解决的问题，能影响肠道菌群的因素实在太多了，饮食习惯、药物因素、环境因素、吸烟、酗酒、熬夜、缺少运动、肥胖、疾病等，这些因素都可能导致益生菌的数量减少。这个长期的慢性的过程，看似波澜不惊，但最终导致的结果却可能是致命的。

不要等到肠道菌群失调的时候再想着补充益生菌。一次伤害之后，益生菌数量的减少往往是成千上万的，单靠口服益生菌，也是不够的。就像一次滥用抗生素引起的菌群失调，虽然治疗后不再腹泻了，但是肠道菌群的完全恢复则可能需要至少半年的时间。

我们的肠道里有庞大的菌群，菌群的稳定有益于健康，但也不要忘记，菌群的失衡会导致这里成为感染的中心。细菌的"远征"，就像海浪一样，它不是静止的，更不会只是局限在某一个部位，水能载舟，亦能覆舟。

肠道入侵者，芝麻开门

50 岁的老詹来找我看病的时候，体温高达 40℃，他精神萎靡，连说话的力气都没有。他告诉我："医生，我已经腹泻一周了，身上一点力气都没有，快给我止泻。"陪伴老詹一起来的是他的妻子，她告诉我，早就想让老詹来医院看病，但他根本没把腹泻当回事，总是说吃点止泻药就好了。

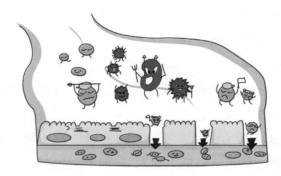

面对来势凶猛的致病菌，肠道菌群失调
上皮细胞**受到攻击**，入侵者穿过肠道黏膜屏障**顺利进入血液**

　　老詹根本没有想到，自己没当回事的腹泻，发展到今天竟然如此严重。检查显示，老詹血液里的白细胞、降钙素原、C 反应蛋白均明显升高，这些都是炎症指标，还有电解质也是"一塌糊涂"。拖了一周，腹泻已经导致了严重的后果，在我的耐心劝说下，老詹终于同意住院。两天后，老詹的主治医生打电话给我，说老詹有败血症，血培养发现了革兰氏阴性杆菌，进一步培养最终锁定为大肠杆菌。

大肠杆菌，"机会主义者"

　　大肠杆菌又叫大肠埃希菌，是德国儿科医生 T. Escherich（埃斯切里希）在 1885 年首次发现的。大肠杆菌存在于人体肠道内，可以说是存在时间最久的肠道"土著"了，在婴儿刚出生的几个小时内，大肠杆菌就通过吞咽来到肠道，并在这里定居下来。

　　在看不见的微生物王国里，益生菌占据绝对的主导地位，大肠杆菌虽然不属于益生菌，但是大多数时候，它们能够安分守己。在益生菌看来，大肠杆菌应该是王国里的好臣民，它们不带头闹事，甚至有时候还能站在益生菌这一边，帮助抵抗入侵的强敌，但是大肠杆菌也有它不为人知的一面。

有人把大肠杆菌看作"机会主义者"，是因为一旦免疫力下降，王国风云突变，益生菌失去主导地位，有害菌趁机"兴风作浪"，这个时候，大肠杆菌就会脱下谦谦君子的外衣，露出它邪恶的一面。

一个原本的好臣民，变成了有害菌的帮凶，甚至跑到肠道以外的地方，如胆囊、尿道、膀胱、血液等部位，造成相应部位的感染，甚至是全身感染。

肠道黏膜屏障

确诊败血症让老詹和他的家属胆战心惊。老詹说自己腹泻不只一次了，吃了不干净的东西，肚子受凉，都有可能腹泻，每一次腹泻，都是吃点止泻药，往往一两天就能好，这一次导致的后果如此严重，是他万万没有想到的。其实很多人都有像老詹一样的经历，人这一辈子，怎么可能不腹泻？

的确，因为我们吃的东西太多样化了，这些食物并不是无菌的，我们看到的是美味的食物，看不到的则是密密麻麻的微生物。食物进入我们的消化道，这些微生物也随之一起进入，当食物进入胃内的时候，强大的胃酸将食物研磨，并且杀死了大多数有害的微生物，还有一部分微生物抵达肠道，在这里，还有一条"机械"屏障，它是肠道里的"马其诺防线"，坚固无比。

肠道机械屏障的全称是肠道黏膜上皮屏障。正常情况下，它是有三层结构组成的，黏液层、上皮糖球蛋白和肠黏膜上皮细胞。由三层结构里，最主要的就是肠黏膜上皮细胞，相邻的肠黏膜上皮细胞之间存在着连接蛋白，你可以这么想象，如果肠黏膜上皮细胞是收费站的话，那么连接蛋白就是连接两个收费站的高速公路。不同肠黏膜上皮细胞之间的连接蛋白可能不同，但主要有四个连接蛋白，即紧密连接蛋白、缝隙连接蛋白、黏附连接蛋白和细胞桥粒连接蛋白。

在这四种连接蛋白里，最重要的就是第一种连接蛋白——紧密连接蛋白。在肠道里，紧密连接蛋白的功能是只允许小分子可溶性物质通过，并阻碍毒性大分子和微生物通行，这种特殊生理功能使机械屏障的正常生理功能得以维护。

肠道入侵者，芝麻开门

我们的肠道里有如此坚固的"马其诺防线"，为何肠道里的细菌还是会跑到血液里？一次微不足道的腹泻竟然会导致败血症，这很难想象。难道，肠道里的"马其诺防线"是形同虚设吗？

马其诺防线，是法国在第一次世界大战后，为防德军入侵而在其东北边境地区构筑的筑垒配系，一度被认为是不可逾越的，然而恰恰是这样的防线让法国放松了警惕，给了德国绕道偷袭的机会。

肠道里的"马其诺防线"同样不是万能的，当入侵的致病菌数量足够多，或是与体内的有害菌"勾结"在一起，来一个里应外合，那么王国的崩塌瓦解可能会在一瞬间。面对来势凶猛的致病菌，肠道菌群失调，不仅肠黏膜上皮细胞受到攻击，肠黏膜上皮细胞之间的紧密连接蛋白也会受到攻击。面对入侵者，此时的紧密连接蛋白"缴械投降"，它们就像打开秘密之门的暗号，只要入侵者喊一声"芝麻开门！"，入侵者便能穿过肠黏膜屏障，顺利进入肠道以外的器官。

看到这儿，你应该明白，为什么一次小小的腹泻会诱发败血症。

在我们看不到的微生物世界里，战斗打得其实非常惨烈。

紧密连接蛋白与炎症性肠病

随着研究的深入，科学家发现了更多紧密连接蛋白的秘密。紧密连接蛋白作为肠上皮细胞之间最重要的连接方式，一旦发生变异、减少或缺失，不仅容易导致机械屏障崩溃，还可能导致肠腔内的细菌、抗原等物质移位激活免疫细胞，诱导免疫反应的发生，无休无止的免疫反应，很容易诱发炎症性肠病。

这是一种特殊的慢性肠病，它包括克罗恩病和溃疡性结肠炎，到目前为止，炎症性肠病一直是治疗的难点所在。

随着紧密连接蛋白的发现，科学家有了研究和解决问题的新方向，想想看，如果变异、减少或缺失的紧密连接蛋白恢复到正常状态，那么机械屏障重新得到了稳固，也许炎症性肠病就能从根本上被解决了。

也许有一天，某种可以修复紧密连接蛋白的药物能够被研制成功，它能给紧密连接蛋白吃下"定心丸"，即便面对强敌，也不会"缴械投降"，让紧密连接蛋白的信息传递密码更加牢固，而不是被有害菌轻易破解。

小肠的菌群王国

小肠是人体消化道里最长的一段，小肠的最上端与胃"接壤"，最底端则与大肠相连，对于成人而言，小肠的全长是 5~7 米，包括十二指肠、空肠和回肠。

我们的胃里存在一个菌群王国，我们的结肠里也存在一个由菌群建立的庞大王国，那我们的小肠里，是否也存在这样的王国呢？答案是肯定的。

不同的节段，细菌的结构和数量不同

探索的脚步从未停止，科学家在小肠不同的节段里都发现了细菌的存在。小肠的第一段是十二指肠，十二指肠的长度约为 26 厘米，在胃内研磨过的食物，穿过幽门，抵达的第一站就是十二指肠。但是十二指肠没有像胃一样的黏液防御屏障，而来自胃的食物又含有胃酸，没有了防御屏障，面对胃酸，十二指肠该怎么办呢？这个时候，肝脏和胰腺分泌的碳酸氢盐起到了至关重要的作用。碳酸氢盐是碱，胃酸是酸，酸碱中和，就可以提高食物的 pH 值，减少对十二指肠的刺激。不过因为有胃酸存在，使得十二指肠的菌群数量偏少。研究发现，十二指肠细菌的密度是每毫升小肠液细菌数量为 10~10^3CFU（菌落形成单位），而且以革兰氏阳性球菌和杆菌为主。

在小肠菌群王国里继续探索，我们很快来到了空肠，空肠的长度是 2.5 米，空肠和胃不同，胃里因为胃酸的存在，pH 值非常低，这导致了在胃内生存的细菌必须能够耐受胃酸。当含有胃酸的食物通过十二指肠后，胃酸已经被碳酸氢盐中和，抵达空肠之后，这里的 pH 值会上升为 7~8，呈现弱碱性。pH 值的上升，使得细菌的密度也越来越高，每毫升小肠液细菌数量为 10^4~10^7 CFU，主要包括粪肠球菌、乳酸杆菌。另外，极少一部分的真菌也可以在此生存，如白色念珠菌。

当抵达回肠的时候，意味着已经进入小肠的最后一段。回肠长约3米，回肠在肚子里弯弯曲曲地排列着，如果把回肠全部拉直，那么比世界上最高的人都要长。在这么长的小肠里，同样生存着大量细菌，这里的 pH 值和空肠相仿，为 7~8，每毫升小肠液细菌数量和空肠也相同，为 10^4~10^7CFU。不过菌群的种类则有所不同，科学家在这里发现了大量的厌氧菌，如拟杆菌、双歧杆菌、乳酸菌和梭状芽孢杆菌，当然也发现了很少一部分的真菌。

如果认真探索小肠菌群王国，很容易发现，不同节段的小肠，细菌的数量和种类不同。小肠最上端和胃相连，所以细菌的结构和数量最易受胃酸的影响，小肠的最下端与结肠相连，所以细菌的结构和数量容易受到结肠菌群的影响。

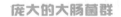
庞大的大肠菌群

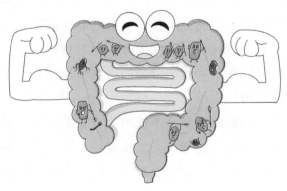

菌群王国的作用

对于消化道而言，无论是胃，还是小肠或是大肠，菌群王国都有它存在的道理。菌群的稳定对于健康有益，小肠菌群同样如此。

小肠和大肠一样，拥有着强大的黏膜防御屏障。这些屏障包括五部分，分别是机械屏障、物理屏障、化学屏障、免疫屏障和菌群屏障。作为黏膜防御屏障的重要组成部分，小肠菌群屏障不能缺少。恰恰是因为小肠菌群王国的存在，使得小肠黏膜和小肠的免疫系统可以被菌群保护，菌群王国组建的庞大军队，还能抵御外来病原体的入侵，从而降低了小肠感染性疾病的发生。

小肠菌群还能够代谢食物中的致癌物，把有害物质吸收掉，并合成多种对健康有益的维生素，比如维生素 K 和叶酸。

小肠细菌过度生长

我们身处的这个世界每天都在瞬息万变，对于菌群王国而言，无论是胃，还是小肠和大肠，其实每天也都在瞬息万变，只是这些微生物世界，肉眼看不到而已。现实是，微生物世界的竞争比世界上任何一个物种的竞争都要激烈，面对小肠细菌建立的菌群王国，敌对力量永远是虎视眈眈。

由于小肠位于胃和大肠的中间，使得这里的菌群结构更容易受这两个部位的影响。比如各种疾病导致胃酸缺乏让胃内的 pH 值升高。我们进食的时候，可能吞进很多细菌，没有了胃酸，杀菌能力减弱，细菌就会进入小肠，引起小肠细菌过度生长，"唇亡齿寒"这个词语可以形容这个情况。

我们的大肠里拥有庞大的菌群，正常情况下，大肠菌群并不会侵犯小肠。但是当大肠疾病来临，大肠菌群紊乱，有害菌成为王国主宰的时候，它们就不会安于现状。大肠紊乱的菌群，很容易发生细菌"远征"，由于小肠与大肠相连，所以细菌很容易突破"边境线"，抵达小肠，也会引起小肠细菌过度生长。

除了胃和大肠的影响，小肠本身出现解剖结构异常和动力障碍，也会出现小肠细菌过度生长。比如小肠憩室、胃大部分切除术后盲袢形成、肠道疾病导致回盲瓣被破坏或是被手术切除等都属于小肠解剖结构异常，这些结构异常，要么为有害菌提供了庇护所，要么改变了小肠两端的结构，导致来自胃和大肠的细菌污染了小肠。小肠动力障碍则见于糖尿病、甲状腺功能减退、硬皮病患者。小肠动力减弱，缺少动力导致食物在小肠内停留的时间延长，食物里含有的细菌也会在小肠里停留下来，外来细菌如果数量庞大，在小肠停留时间长，生长速度快，就会对原有的菌群王国发起"侵略战争"。

🩺 小肠细菌过度生长和疾病

小肠是最重要的营养吸收部位，小肠细菌过度生长会引起小肠对营养物质的吸收出现障碍。如果对脂肪的吸收异常，会出现脂肪泻；如果对维生素和矿物质的吸收异常，会引起铁、叶酸、维生素 B_{12}、钙、维生素 D 等元素的缺乏。铁、叶酸和维生素 B_{12} 的缺乏会导致贫血，钙和维生素 D 的缺乏会引起骨痛、手足抽搐；如果对于蛋白质和葡萄糖的吸收异常，还会导致身体出现营养不良。

随着研究的深入，科学家发现，小肠细菌过度生长还会导致大量有毒物质产生。我们把这些有毒物质统称为内毒素，肠道内毒素的增多很容易引起急性肠源性内毒素血症，它会导致多种疾病的恶化，如急性胰腺炎、肝硬化、克罗恩病、消化道肿瘤、肠易激综合征。

还有研究发现，小肠细菌过度生长，细菌产生的气体会导致小肠扩张，细菌导致肠道蠕动减慢，引起食物潴留，导致压力增加，进而向上推压胃，对胃的额外压力会导致胃内容物推压食管下括约肌并进入食管，从而会诱发胃食管反流病。

粪便移植，没有你想象的那么重口味

在我们的肠道里，有一个肉眼看不见的微生物世界，肠道里微生物的总重量能达到 2 千克，差不多有 1000 万亿个细菌，这些细菌黏附在肠壁上，你可以想象它们的密集程度。肠道菌群所缔造的是一个庞大的王国，这些微生物能够帮我们分解食物残渣，为肠道提供丰富的能量，同时还能制造多种维生素。

没有均衡的肠道菌群，人体的健康会出现问题。肠道菌群的稳定不仅影响着肠道的健康，还影响着免疫系统和大脑。抗生素是影响肠道菌群稳定的最强大的敌人，由于大自然中遍布细菌，细菌不仅寄生在我们的肠道里，还寄生在我们的皮肤上，在免疫力下降的时候，细菌可以乘虚而入，攻击我们的呼吸道、泌尿生殖系统以及血液系统，从而引起严重的感染。由于细菌的存在，使得人类与细菌的斗争一刻也没有停止过，抗生素作为人类发明的抗菌利器，将会伴随每个人的一生。

但是抗生素是一把双刃剑，因为它不仅能杀死有害细菌，也能杀死有益细菌。滥用抗生素，不仅容易导致耐药菌的产生，也会影响菌群所缔造的肠道王国。

众所周知，单纯的抗生素相关性腹泻预后良好，怕就怕另一种与抗生素使用有关的疾病——伪膜性肠炎。导致伪膜性肠炎的罪魁祸首是难辨梭状芽孢杆菌，这是一种非常顽固的细菌，它可以在漫长的时间里成为王国的主宰，甚至影响肠道菌群的修复。虽然对付难辨梭状芽孢杆菌有更强效的抗生素——万古霉素，但是容易复发。

之所以容易复发，是因为难辨梭状芽孢杆菌有非常强大的生命力，单纯依靠药物很难彻底清除它。

粪便移植，最后一根救命稻草

由于难辨梭状芽孢杆菌感染是滥用抗生素导致肠道菌群失调所致，所以有科学家认为，治疗难辨梭状芽孢杆菌感染，必须以菌治菌。

添加益生菌制剂有用，但是也有研究发现，肠道菌群更喜欢"土著"，也就是一开始就定植在肠道里的益生菌生命力更加顽强，生存时间更长。外来的益生菌"移民"，虽然短期内可以壮大益生菌的力量，但当它们想定居下来的时候，王国又下达了"逐客令"。

是不是可以提高"土著民"的数量呢？科学家们于是灵机一动，想到了粪便移植。

粪便移植，乍一听，似乎有点重口味，难不成是把大便到身体里吗？

当然不是这样，粪便移植是将健康人体粪便中的功能菌群移植到患者胃肠道内，重建具有正常功能的肠道菌群，是治疗胃肠道内外疾病的方法。所以移植的并不是大便，而是大便中的微生态菌群。

粪便移植的目的是帮助肠道菌群重建家园，进一步达到以菌治菌的目的。

2013 年，van Nood（诺德）等在 *N Engl J Med*（《新英格兰医学杂志》）发表了第一篇针对粪便移植的随机对照临床研究，结果显示粪便移植对难辨梭状芽孢杆菌感染的治疗效果显著优于万古霉素；2013 年初，华盛顿大学 Surawicz（苏拉维茨）教授领衔的合作组正式将粪便移植用于复发性难辨梭状芽孢杆菌感染的治疗写入临床指南；2013 年 5 月，美国食品和药品监督管理局（FDA）宣布可将人类粪便作为药物使用和监管；同年，粪便移植技术被美国 *Nature*（《自然》）杂志评为"人类年度十大科学进展"之一。

我国粪便移植的历史悠久

说到粪便移植，其实早在 1700 年前的东晋，名医葛洪就在他的著作《肘后备急方》里记载了用粪液治病的过程："野葛芋毒、山中毒菌欲死者，并饮粪汁一升，即活。"李时珍，这位赫赫有名的中医学家，在他所著的《本草纲目》里，同样记录了用人粪治疗疾病的方法，梳理《本草纲目》中的人粪药方，多达 20 余种。很多中药制剂，比如望月砂（野兔屎）、五灵脂（鼯鼠屎）、白丁香（麻雀屎）、左盘龙（白鸽屎），其实都是以屎入药。

粪便为什么能治病？过去科学不够发达，即便有效，医生也很难说出其中的缘由，现代医学揭开了粪便治病的神秘面纱，归根结底，是因为里面含有的菌群。

粪便移植的过程

医学在不断进步，当科学家发现粪便中真正有益的成分后，就开始着力提取这些成分。经过高科技加工后的粪便，最终会变成几乎无色无味的粪菌悬浮液。制作好的粪菌悬浮液会被重新移植到患者体内，简单来说可以分为两个途径，上消化道途径和下消化道途径。上消化道途径是将鼻胃管、鼻腔肠管或胃镜插入上消化道，下消化道途径是将结肠镜插入回肠末端，抵达移植部位后，把粪菌悬浮液缓慢注入即可。

由此可见，粪便移植其实不等同于其他的器官移植，如肝脏移植、肾脏移植、肺移植、心脏移植等，粪便移植被认为是无创伤操作。

🛡 不是人人都能捐大便

粪便移植的原材料，来自健康的大便。自从有了粪便移植这项技术，科学家对于健康大便的定义便不仅仅局限在大便的外观正常，还要求大便里的微生态菌群正常。所以粪便移植前对大便的选择非常苛刻，不是每一个人捐的大便都适合移植。

在粪便移植前，需要对捐献者的血液进行筛查，筛查的项目有人类免疫缺陷病毒、人类嗜 T 细胞病毒、甲型肝炎病毒、乙型肝炎病毒、丙型肝炎病毒、巨细胞病毒、EB 病毒、梅毒、类圆线虫和阿米巴原虫等。

除了血液筛查之外，对捐献者粪便的筛查同样重要。通过检测各类致病微生物，如幽门螺杆菌、耶尔森菌、弯曲杆菌、志贺菌属、沙门菌属、肠致病性大肠杆菌、轮状病毒、腺病毒、星状病毒和贾第虫等，排除了这些微生物的感染，捐献者提供的大便才能被用来制作粪便混悬液。

由于粪便移植对捐献者的高要求，使得它的合格率仅为 4%，也就是 100 个捐献者里，只有 4 个人提供的粪便合格。到了国内，粪便捐献者就更少了，主要原因是不了解粪便移植到底是什么，在很多人看来，捐献大便实在是一件听起来很可笑的事。

🩺 粪便移植真的安全吗

早于 2015 年，中华粪菌库项目就已在国家消化系统疾病临床研究中心的支持下开始运作。全球至少 4 万例粪菌移植中，有 8000

余例在中国进行。中华粪菌库统计显示，其当前不良事件发生率仅为 6.05%（严重不良事件发生率为 0.10%）。由此可见，粪便移植其实是较为安全的。

但是也有科学家提出了质疑，因为粪便移植，移植的是大便里的微生态菌群，这些菌群里不仅有益生菌，也有有害菌，所以粪便移植最大的获益是细菌，最大的危害也是细菌。2020 年 6 月，美国 FDA 曾通告因移植含有耐药细菌粪便而死亡的案例。所以，粪便移植一旦出现细菌感染，后果可能很严重。目前粪便移植主要用于治疗难辨梭状芽孢杆菌感染，当然也有很多医生开始尝试用其治疗其他疾病，如孤独症、2 型糖尿病、炎症性肠病、肥胖等。有关粪便移植的技术和安全性的提升，还有很长一段路要走，在治疗疾病方面，粪便移植不应该滥用，毕竟，它是存在风险的。

肠道真菌，对身体一定有害吗

自从肠道微生态王国被发现之后，来自不同医学领域的科学家都对这个王国产生了浓厚的兴趣，虽然各式各样的研究很多，但是对于肠道微生态王国而言，这些研究不过是冰山一角。目前大多数研究都集中在细菌上，但是肠道微生态王国却是一个拥有多物种的帝国，这里不仅有大量的细菌存在，还栖息着真菌、古菌和病毒。我重点要介绍的就是真菌。

说到真菌，很多人会问，真菌究竟是一种怎样的微生物？肠道里栖息着多少真菌？真菌是不是像细菌那样，也有很多种类？真菌对身体究竟是有益还是有害？

真菌究竟是一种怎样的微生物

真菌，是一种具真核的、产孢的、无叶绿素的真核生物。从真菌的定义里，我们可以发现很多信息点，真菌具有真正的细胞核，细胞核是真核细胞内最大、最重要的细胞结构，是细胞遗传和代谢的调控中心，是真核细胞区别于原核细胞最显著的标志；真菌含有甲壳素，能通过无性繁殖和有性繁殖的方式产生孢子，孢子代表种群的延续；真菌身体里没有叶绿素，叶绿素是高等植物身体里含有的一种绿色色素，植物依赖叶绿素进行光合作用，由于真菌没有叶绿素，所以不能通过光合作用获得营养，它需要以有机物作为碳源来获得营养。

我们的肠道里虽然存在大量的微生物，但总体而言以细菌为主。虽然肠道里也栖息着真菌，但是真菌所占的比例非常低。所以，你也可以这么理解，相对于细菌而言，真菌算是肠道王国里的稀有物种。

一开始的时候，科学家是不重视肠道真菌的，因为它在肠道里含量少，再加上大多数时间它们都是默默无闻，在肠道王国里，它不仅是最低调的，而且是最不起眼的。

直到研究的不断深入，科学家这才发现，虽然真菌所占的比例不高，但物以稀为贵，和细菌菌群一样，真菌也在王国里组建了自己的菌群，真菌菌群的稳定与肠道健康密切相关。真菌菌群虽然低调，但是在某些特殊的疾病状态下，真菌菌群也会发生改变，这些改变会进一步加重肠道微生态的失调。

当真菌开始受到关注的时候，越来越多的研究试图揭开真菌菌群的庐山真面目，目前至少有 267 个肠道真菌类群已被检测到。担子菌门及子囊菌门是最常见的真菌菌门，念珠菌属及酵母菌属是最常见的真菌菌属；白色念珠菌和酿酒酵母菌、热带假丝酵母菌、近平滑念珠菌、马拉色菌等为最常见的真菌菌种。

真菌紊乱与抗生素相关性腹泻

对于正常人而言，肠道里是存在少量真菌的。真菌菌群和细菌菌群的关系是非常特殊的，它们可以共生共存，但是细菌菌群又牵制着真菌菌群，防止它们的数量爆增。漫长的时间里，两种菌群的和谐稳定维系着肠道的健康。

有句话叫近朱者赤近墨者黑，物以类聚人以群分，这些都在真菌身上有着典型的表现。当肠道益生菌占有优势的时候，好的真菌会更多，如葡萄酒的酿造需要酿酒酵母和乳酸菌，酿酒酵母是真菌，它能分泌代谢产物，特别是氨基酸，为乳酸菌提供营养支持，乳酸菌又能产生乳糖，为酵母菌提供营养碳源。

当有害菌占有优势的时候，如艰难梭菌爆发的同时，念珠菌也会进一步生长，念珠菌消耗大量的氧气，为艰难梭菌提供赖以生存的肠道环境。

鉴于真菌和细菌之间特殊的关系，当抗生素被滥用之后，一切都发生了翻天覆地的变化。长期滥用抗生素，会导致肠道菌群遭到毁灭性打击，原本对肠道有益的菌群数量急剧减少，而逃脱了有益菌群"监视"的真菌，就可能趁机"兴风作浪"。

当真菌数量很少的时候，它对肠道微生态环境发挥的是有益作用。而一旦数量增加，它就和有害细菌一样，开始不断制造麻烦，严重的真菌泛滥，甚至可以在肠道王国里掀起腥风血雨，导致真菌性肠炎。

很多真菌都可以引起真菌性肠炎，如白色念珠菌、曲菌、毛霉菌、副球孢子菌和地丝菌等，但是最常见的当数白色念珠菌，这种真菌感染肠道，会导致大便次数增加、稀水样便、泡沫多、有黏液、有霉味、有的像豆腐渣样。

真菌紊乱与炎症性肠病

炎症性肠病最突出的表现是肠道慢性炎症，它又包括溃疡性结肠炎和克罗恩病。近些年，由于发病率不断增高，使得越来越多的科学家开始关注这种疾病。

大量的研究表明，是肠道微生态紊乱诱发了异常的免疫反应。过去科学家认为主要是细菌菌群在发挥作用，现在，科学家更关注微生态这个整体，作为肠道菌群的重要组成部分，肠道真菌发挥的作用同样不容忽视。

在一项关于235名炎症性肠病患者与38名健康者的粪便微生物群研究中发现，炎症性肠病患者担子菌门与子囊菌门的比例增加，其中促炎真菌（如白色念珠菌）占比增加，抗炎真菌（如酵母菌）占比减少。

在这里，有两种真菌吸引了很多科学家的关注，即白色念珠菌和酵母菌。虽然都属于真菌菌群，但是两者的作用完全不同。白色念珠菌加重肠道炎症，延迟肠道黏膜的愈合；酵母菌则相反，能抑制肠道炎症并促进黏膜屏障的愈合。由此可见，真菌菌群和细菌菌群存在相似之处，既有有益的真菌，也有有害的真菌，所以，不要说到真菌就一棒子打死，认为它们都是坏的。

　　既然肠道里存在有益真菌，那么是否可以提取这些有益的真菌用来制作益生菌呢？

　　在 20 世纪初的时候，法国微生物学家 Henri Boulard（亨利·布拉德）观察到东南亚的人们用热带荔枝皮和山竹果制成的茶来缓解霍乱的症状。我们都知道，霍乱主要是霍乱弧菌在作怪，既然能够缓解霍乱的症状，在这些水果制成的茶里，是不是存在特殊的成分呢？ Henri Boulard 从中分离出一种酵母，他认为正是这种酵母发挥了作用，并将其命名为布拉氏酵母菌。

　　如今，布拉氏酵母菌已经被公认为一种益生菌，但它不仅是对人体有益的细菌，还是有益的真菌。来到人体后，布拉氏酵母菌不仅能改善肠道紊乱的内环境，还能分泌有益的物质。它分泌的磷酸酶可以让大肠杆菌的内毒素去磷酸化，它分泌的蛋白酶还可以用来治疗艰难梭菌感染。由于肠道菌群与免疫有关，所以补充布拉氏酵母菌还能增强免疫调节功能，提高肠道内的 IgA 水平，增强抵抗病原体的能力。

肠道病毒，对人体究竟是有益还是有害

　　说起病毒，很多人会嗤之以鼻，病毒肯定不是好东西，相信大多数人对病毒都不会有好感。像艾滋病病毒、疱疹病毒、流感病毒、乙肝病毒都是常见的病毒，试问，这些病毒又有哪一个是好的呢？

到目前为止，人类对病毒依然缺乏足够的了解，病毒到底是什么？在我们的肠道里，是不是同样有病毒的身影呢？

病毒是一种个体微小、结构简单、只含一种核酸（DNA 或 RNA）、必须在活细胞内寄生并以复制方式增殖的非细胞型生物。大多数病毒除了内部的核酸之外，外面还有一个蛋白质外壳，简称衣壳，这个外壳让病毒看起来像一个全副武装的"异形"。

病毒被认为是地球上最丰富和最多样化的实体。在漫长的时间里，其实人类一直和病毒共存，到目前为止，人类并没有找到一种特效的方法来彻底消灭病毒。在我们的血液、鼻子、皮肤、口腔、阴道、肺部和胃肠道内都存在独特的病毒组合。在漫长的时间里，这些病毒并不会致病，它们与我们的身体和平共处。所以，不能简单认为，只要是病毒就一定是坏的。

🦠 人体肠道病毒包括哪些类型

很多人认为，只有不健康的人的肠道里才会存在病毒，这是偏见和误解。事实上，健康人的肠道里也存在病毒，根据宿主不同，肠道病毒组包括真核 DNA 和 RNA 病毒、原核生物（包括细菌和古细菌）噬菌体、人类基因组中的内源性逆转录病毒元件。在这些肠道病毒里，最常见的就是噬菌体。

研究发现，1 克人类粪便中包含病毒颗粒 10^8~10^9，其中绝大多数是噬菌体。很多人不知道什么是噬菌体，通俗点说就是专门感染细菌的病毒。噬菌体在 1915 年被细菌学家弗雷德里克·图尔特（Frederick T.wort）首次报道。图尔特发表了第一篇描述噬菌体类病毒的论文，它们可以感染细菌，在细菌体内繁殖并杀死细菌细胞。

受限于当时的技术条件，虽然早在 1915 年噬菌体这个概念就被科学家提出来，但是直到 1940 年，第一张噬菌体感染细菌的电镜图片才被记录并发表出来。

噬菌体到底存在多久了？有人认为噬菌体早在人类出现之前的几十亿年就出现了，它和细菌共存的时间最长，一直到现在，噬菌体和细菌依然维持着这种奇妙的关系，目前已知的肠道噬菌体组主要由 DNA 噬菌体组成，其中大多数属于有尾噬菌体目和微小噬菌体科。

肠道噬菌体到底有益还是有害

噬菌体和细菌共存的时间其实已经很长了，很难想象，病毒和细菌，两种完全不同的微生物，究竟是如何斗争，如何相互制约，又是如何共存的。到目前为止，科学家也没有研究出它们的共生机理。

不过在我们的肠道里，细菌、病毒和真菌共同缔造了一个神奇的微生态王国。在这个王国里，细菌发挥着至关重要的作用，但细菌与病毒、真菌之间也形成了一种奇妙的关系，它们既相互制约，又相互促进，共同维护着肠道内环境的稳定。

在我们的肠道内，不仅有益生菌，还存在有害菌。肠道噬菌体是一种专门感染细菌的病毒，所以噬菌体其实也分为两类：一类是针对有害细菌的噬菌体，通过感染有害菌，最终让细菌裂解，从而发挥抑制有害菌的作用；另一类是针对益生菌的噬菌体，通过感染益生菌，最终让细菌裂解，导致益生菌被破坏。

由此可见，和细菌一样，肠道里的噬菌体也有好有坏，如果好的噬菌体数量足够多，就有助于控制有害菌的生长，促进益生菌成为优势菌，从而让肠道菌群更稳定，肠黏膜屏障更牢固；反过来，如果坏的噬菌体数量足够多，则可以联合有害菌，破坏肠黏膜屏障，导致肠黏膜通透性增加，从而诱发一系列肠道炎症反应。

随着年龄的增长，肠道噬菌体在改变

肠道噬菌体是一种与众不同的肠道病毒，由于它通过感染细菌而生存，所以肠道噬菌体的种类和数量会随着肠道菌群的改变而改变。随着年龄的增长，由于小肠的运动和吸收功能下降，使得肠道菌群的结构和数量也在发生着改变，最突出的表现就是有害菌增加，益生菌减少，对于肠道噬菌体，它的结构随着年龄而呈现不同的群落特征。

大量的研究发现，随着年龄的增长，肠道内有尾噬菌体目成员多样性减少，并伴随微小噬菌体科噬菌体多样性和丰度的增加，以及整体微生物群组成的变化。

肠道噬菌体的变化，不仅影响着肠道菌群的稳定，也与一些肠道炎症性肠病密切相关，如研究发现克罗恩病和溃疡性结肠炎等肠道疾病患者体内肠道噬菌体组与健康人之间存在明显差别。

随着科学家对噬菌体研究的深入，越来越多的科学家指出，在过去，人们更关注的是肠道菌群，很少有人关注肠道病毒。肠道里数量庞大的噬菌体的存在，应该能让人改变目前的认知，肠道菌群的平衡与紊乱，很有可能是噬菌体所致。

鉴于噬菌体发挥的作用，越来越多的噬菌体被设计成药物的载体。主要是因为它的三个优势：第一个优势是噬菌体对人体无毒，噬菌体只会改变细菌本身，并不会伤害人体细胞，即便噬菌体能够影响肠道环境，也是通过改变细菌实现的，而不是直接损伤裂解人体细胞；第二个优势是一种噬菌体只针对一种或一类特定的细菌，它不会像抗生素那样格杀勿论，如针对有害菌的噬菌体就只会针对有害菌，而不会去伤害益生菌；第三个优势是抗生素耐药已经成为全球性问题，越来越多的超级细菌诞生，当抗生素面对超级细菌无能为力的时候，噬菌体有可能发挥奇效。想想看，如果能研制出一种噬菌体药物，既能杀死有害的超级细菌，又保护肠道有益菌群，那么不仅抗生素耐药的问题解决了，抗生素的副作用也避免了。在抗生素滥用和耐药形势越来越严峻的今天，这显然是人类的福音。

菌群的衰老，一切都不能回到过去

每个人都有老去的那一天，生老病死是再正常不过的自然规律，是古往今来任何人都无法逃脱的宿命。垂暮老矣，我们的身体也会发生翻天覆地的变化。岁月在我们的身体上留下无数痕迹，头发开始变白，皮肤开始松弛，皱纹开始增多，这是外表所能见到的。我们的身体内部同样会发生翻天覆地的变化，各个器官的功能都不断走下坡路，如肺功能和心功能变得越来越差，大脑反应变得越来越迟钝，免疫力变得越来越差，胃肠道生理功能也大不如前。

衰老让我们的身体越来越无法适应周围的环境，很多人都在感慨，年龄大了，越来越力不从心。之所以会出现这样的情况，是因为衰老过程伴随细胞、组织和器官损伤的不断累积，衰老导致的结果就是身体功能不断减退，疾病更容易发生，最终的结局就是死亡。时光不能倒流，一切都不能再回到过去。

其实，最能反映人体衰老的是肠道菌群。当新的生命呱呱坠地的时候，菌群来到肠道，开始在这里建造属于自己的微生态王国。在出生后的漫长时间里，肠道菌群一直受各种因素的影响，如分娩和喂养的模式、接触的抗生素、母体的饮食和周围环境的变化，所以一个人所经历的风风雨雨，都在肠道菌群的结构和数量里得到了独一无二的体现。直到衰老来临，最先出现变化的其实也是肠道菌群，我们拼命做各种努力，试图让自己看起来更年轻，我们可以整容，可以染发，可以用化妆掩盖。面貌可以更改，但是

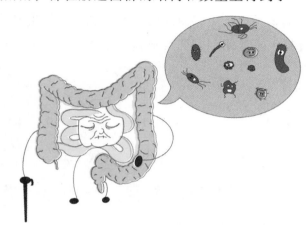

肠道菌群却是更改不了的，它伴随出生而出生，伴随衰老而衰老，伴随死亡而死亡。

🧠 第二大脑的衰老

除了中枢神经系统以外，人体还有第二个大脑，那就是能独立运转的肠神经系统。随着年龄的增长，大脑开始老化，那么第二大脑呢？答案是肯定的。肠神经系统由形态和功能各异的神经元构成，神经元又聚集形成神经节，神经节分布于整个胃肠道里，肠神经系统不仅调节着胃肠道的运动、营养物质的消化吸收，还影响着诸多胃肠道激素的分泌，这些激素包括 P 物质、胆囊收缩素、血清素和生长抑素等，如果肠神经系统衰老，结果可想而知。

研究发现，当肠神经系统衰老的时候，肠神经节形态会发生改变，老化的神经元中出现脂褐素沉积、α-突触核蛋白免疫反应性聚集体和高磷酸化的 tau 蛋白等，这些异常的改变，也在潜移默化地影响着胃肠道的蠕动、营养物质的消化吸收以及胃肠道激素的分泌。

肠黏膜屏障的退化

肠黏膜屏障对于人体而言至关重要，有了这个坚固的屏障，肠道内的有害细菌无法进入血管。但是随着年龄的增长，肠黏膜屏障也会出现漏洞。一旦出现漏洞，这条坚固的"马其诺防线"就不可能发挥抵挡强敌的作用，此时肠道渗透性增高、炎性因子增加、肠道菌群失调，肠道里的有害细菌沿着漏洞进入循环系统，激活巨噬细胞，引发一系列炎症反应。

小肠的衰老

小肠对于人体而言至关重要，小肠黏膜皱襞上生长着密密麻麻的小肠绒毛，营养物质正是靠小肠绒毛来吸收的。随着年龄的增长，衰老让小肠绒毛的高度、宽度和密度均降低，小肠绒毛减少了，吸收功能自然会跟着下降。

除了小肠绒毛发生改变，衰老还让小肠的平滑肌萎缩，收缩功能下降导致小肠蠕动减慢，也影响了小肠的吸收功能。

小肠衰老后，如果我们依然不改变生活习惯，如依然暴饮暴食，热衷于油炸食物等垃圾食品，不健康的饮食习惯导致小肠根本无法完全吸收营养，大量来不及被消化吸收的食物来到大肠，成为细菌的最爱，细菌在分解食物的时候，菌群结构也发生着改变，最突出的表现就是益生菌越来越少，有害菌越来越多。

肠道菌群的衰老

　　当人体衰老的时候，肠道菌群也会衰老。肠道菌群衰老最主要的表现是，菌群的多样性下降，尤其是益生菌的种类和数量会下降。为了证明衰老是不是会影响肠道菌群的结构，2005 年，荷兰的一项研究发现，衰老人群肠道内乳酸杆菌、拟杆菌和柔嫩梭菌群均明显减少，而肠杆菌反而增多。

　　我们不妨来分析一下这些细菌。乳酸杆菌属于益生菌，它能抑制有害细菌生长，并产生多种对人体有益的物质；拟杆菌是肠道的优势菌群，其参与机体的多糖代谢；柔嫩梭菌群通过碳水化合物发酵可以产生具有抗炎作用的丁酸盐；但是肠杆菌却是一种潜在的致病菌，当机体的抵抗力下降时，可能引起自身感染。

　　说到这儿，很多人会问，为什么肠道菌群会衰老，微生物的适应能力不应该更强吗？我在前面说过了，衰老会导致肠神经系统、肠黏膜屏障和小肠功能的退化，这些都会无形中影响整个肠道微生态王国。

　　人体衰老时，肠道菌群会发生改变，当肠道菌群发生改变的时候，肠道菌群所产生的有益物质——短链脂肪酸也会减少，短链脂肪酸又包括丁酸盐、丙酸盐和醋酸盐，这些有益物质对于维持肠腔酸性环境、增加有益菌、促进黏液分泌、维持肠黏膜屏障功能至关重要。

　　很多人都把肠道菌群紊乱看成万病之源，是因为一旦肠道菌群紊乱，肠黏膜屏障功能异常，肠道里的有害细菌就可以跑出去，引起一系列并发症。大量的研究发现，肠道菌群紊乱会导致一系列疾病，如肥胖、胰岛素抵抗、脂肪肝、动脉粥样硬化、心血管疾病等。由于这些疾病大多数都是代谢性疾病，所以，科学家认为，在人衰老后，肠道内环境会变得像代谢综合征患者的那样。

改变肠内环境，人更长寿

虽然生老病死是自然规律，但科学家一直在试图破译长寿密码，让更多的人能够长寿。我在前面说过了，一个人从出生到死亡，最能反映这个过程的就是肠道菌群，所以，毫不夸张地说，肠道菌群越平衡稳定，人越长寿，肠道菌群失衡紊乱，人会遭受各种疾病的困扰，这些疾病将成为长寿路上的绊脚石。

随着年龄的增长，小肠的吸收功能在下降，所以我们的饮食习惯不能像年轻时那样毫无节制，像高脂肪食物、高糖食物、腌制食物、熏制和油炸的食物、高盐食物，这些都不利于身体健康。随着年龄的增长，我们不仅要吃得少一点，一般来说，每餐吃七分饱就行了，还要注意营养均衡，一定要记得，饮食上千万不能走极端，不然会加重肠道菌群的紊乱。

随着年龄的增长，疾病发生的风险增加，很多老年人使用抗生素的频率也在增加，但是在使用抗生素之前，一定要经过医生的严格评估。事实上，很多疾病不是细菌感染，并不需要用抗生素，如普通的感冒，滥用抗生素会导致肠道菌群更加紊乱，甚至会对肠道益生菌造成毁灭性打击。

也有人说，既然年龄大的人体内益生菌少，为什么不补点呢？

补充益生菌是一种不错的选择，但是建议多补充几种，因为可以保持肠道细菌的多样性。但是益生菌到底能发挥多大的作用，依然需要更多权威的研究。

也有人指出，市面上的益生菌其实就那几种，对于肠道菌群的种类而言，这完全是杯水车薪，而且益生菌要经过胃，被强大的胃酸杀灭一部分，能够抵达肠道并且生存下来的又能有多少呢？

粪便移植成了一个崭新的选择，但是目前最权威的证据是粪便移植可用来治疗艰难梭菌感染，至于能不能抗衰老，它的有效性及相关副作用还需要深入研究。

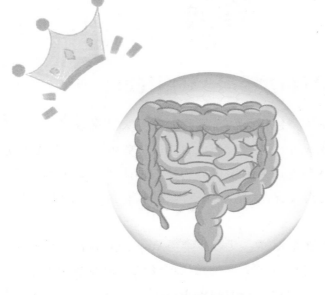

PART 2
腹脑，人体的第二大脑

腹脑和大脑的"礼尚往来"

人体的"司令部"是什么？当然是大脑。大脑是神经系统的最高级部分，由左、右两个大脑半球组成，它们操控着每一个人的运动、语言、情绪和执行功能。大脑不仅分为左右两个半球，大脑半球表面还呈现出不同的沟或裂，大脑半球借沟和裂分为5叶：额叶、颞叶、顶叶、枕叶和岛叶。

从宏观上看大脑是那样，从微观上看大脑，又是什么样的呢？在我们的大脑里，有上百亿个神经元，神经元是神经系统最基本的结构和功能单位，这些神经元细胞大小不一，形态多样，不同的神经元有不同的功能，有些是感觉神经元，有些是运动神经元，有些则是联络神经元。大量的神经元聚在一起，又构成了神经节。正是靠着这些神经元细胞，人类可以接受、整合、传导和输出信息，并实现信息交换。可是你绝对想不到，在我们的身体里，除了大脑之外还有另外一个大脑！这个大脑位于腹部胃肠道，所以被称为腹脑，科学家习惯把腹脑称为人体的第二个大脑。腹脑的发现，让科学家发现了胃肠道和大脑之间特殊的关系。

肠神经系统对于胃肠的调控

在我们的胃肠道内，有一套相对独立的内在神经系统，它就是壁内神经丛，也称为肠神经系统。在肠神经系统里，大量的神经元细胞和神经纤维交织在一起，形成了一个复杂的神经网络，就像在浩瀚无穷的宇宙里布满了大大小小的星球，它们借助某种神秘的吸引力交织在一起。

当我们探秘肠神经系统，奇妙的探索旅程由此展开。和大脑一样，在肠神经系统里，神经元各司其职，有的属于感觉神经元，有的属于运动神经元，有的属于联络神经元。靠着神经元细胞，肠神经系统可以独立调节胃肠的运动和分泌，即便切断了它和大脑的联系，胃肠的运动和分泌功能依然能正常进行，对于其他的器官而言，这是想都不敢想的事情。

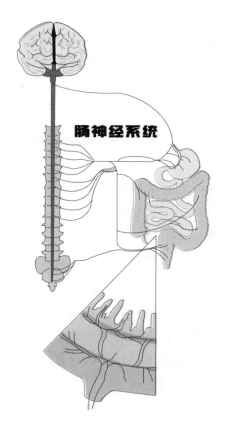

除了含有密密麻麻的神经元细胞外，根据神经网络功能的不同，肠神经系统又分为肌间神经丛和黏膜下神经丛。

肌间神经丛位于胃肠道肌层的环行肌和纵行肌之间，这里的神经元大多数属于运动神经元，它们的主要作用是支配消化道平滑肌的运动。运动神经元又包括两种，兴奋性运动神经元能够分泌乙酰胆碱，引起平滑肌收缩；抑制性运动神经元主要分泌血管活性肠肽和一氧化氮，引起平滑肌舒张。

肌间神经丛的主要作用是调节胃肠道的运动，肌间神经丛感受到来自食物的刺激以后，开始调控环行肌和纵行肌的收缩与舒张，在管腔食物的前端，纵行肌收缩而环行肌舒张，导致管腔膨胀以容纳更多的食物，在管腔食物的后端，环行肌收缩而纵行肌舒张，推动食物继续前行，这就是胃肠道特有的蠕动。

黏膜下神经丛则位于胃肠道黏膜层和环行肌之间的黏膜下层，神经丛里大部分神经元的作用是调节胃肠道黏膜的分泌以及食物的吸收。黏膜下神经丛感受来自食物的刺激以后，释放了乙酰胆碱和血管血性肠肽，这些化学物质刺激胃肠道黏膜层的腺体分泌水、电解质和黏液，发挥溶解、混合和润滑食物的作用，不仅有利于食物的蠕动，还有利于食物中营养物质的吸收。

❄ 肠神经系统和大脑的相似之处

之所以被称为人体的第二个大脑，不仅仅是因为肠神经系统是一套相对独立的内在神经系统，还因为它和大脑之间有很多相似之处。

大脑里的神经元细胞大小不一，形态多样，而且分为感觉神经元、运动神经元和联络神经元。大脑里的神经元细胞数量高达1000亿，仅大脑皮质中就约有140亿；肠神经系统里的神经元同样有多种类型，不同的神经元之间形态结构均有显著差别，至于数量，肠道神经系统神经元的含量高达8亿~10亿，相当于整个脊髓内所含神经元的总量。

大脑拥有很多神经递质，神经递质是神经元之间或神经元与效应器细胞之间传递信息的化学物质，根据神经递质的化学组成特点，主要有胆碱类（乙酰胆碱）、单胺类（去甲肾上腺素、多巴胺和5-羟色胺）、氨基酸类（兴奋性递质如谷氨酸和天冬氨酸；抑制性递质如 γ 氨基丁酸、甘氨酸和牛磺酸）和神经肽类等；令人难以置信的是，我们的肠神经系统同样有很多神经递质，包括乙酰胆碱、去甲肾上腺素、5-羟色胺、多巴胺、γ氨基丁酸和多种神经肽。

我们的大脑与血液之间有一个防御屏障叫血脑屏障，它是由毛细血管的内皮细胞及其间的紧密连接、毛细血管基底膜及嵌入其中的星形胶质细胞和周细胞等构成的，血脑屏障能够阻止有害物质、细菌、病毒等由血液侵入脑组织；而在我们的肠道和血管之间也有一个屏障，这是肠道血管屏障。胃肠道黏膜特别是下消化道黏膜持续暴露于大量微生物之中，肠道血管屏障的存在，使得有害物质、细菌、病毒很难通过肠道进入血液。同样，由于这条屏障的存在，血液里的有害物质、细菌和病毒也很难通过血液进入肠道。

自主神经系统，连接大脑和腹脑的高速公路

虽然腹脑和大脑是两个独立的系统，但是两者之间真的没有任何联系吗？

肠易激综合征的患者，不仅会有肠道不适的症状，也会出现大脑的神经递质分泌异常，导致焦虑、抑郁的发生风险更高；反过来，大脑的神经递质分泌异常，又会进一步加重肠道的不适症状。

当肠-脑轴这个崭新的概念第一次被提出来的时候，顿时引起了轰动效应，这个概念很好地解释了腹脑和大脑之间的关系，两者看似没什么关系，一个头部，一个腹部，中间隔着颈部和胸部，但是这丝毫不影响两者的联系。它们之间有一条特殊的轴，你可以想象成一条高速公路，将腹脑和大脑连接在了一起，这条高速公路不是无形的，它是真实存在的，它就是自主神经。

自主神经包括交感神经和副交感神经，其中支配胃肠道的交感神经位于脊髓胸腰段的中间，发出的节前纤维离开脊髓，在腹腔神

经节和肠系膜上下神经节换元，节后纤维终止于胃肠道内在神经元或胃肠道平滑肌；而支配胃肠道的副交感神经则是迷走神经和盆神经，迷走神经由延髓发出，节前纤维终止于胃、小肠、盲肠、升结肠和横结肠的壁内神经丛，盆神经由脊髓骶部发出，节前纤维终止于降结肠、直肠的壁内神经丛，节后纤维则支配相应的胃肠道平滑肌。

交感神经节后纤维释放的神经递质是去甲肾上腺素，如果交感神经兴奋会抑制胃肠平滑肌的运动；副交感神经节后纤维释放的神经递质是乙酰胆碱，如果副交感神经兴奋会加强胃肠平滑肌的运动。

这样看来，靠着自主神经系统的两条神经，腹脑和大脑几乎完美地连接在了一起，两个大脑不仅能在各自的空间独立运行又能彼此影响。腹脑发出的信号，大脑可以接受，大脑发出的信号，腹脑也可以接受，两个系统彼此沟通，这样"礼尚往来"的过程一直在维系着双方的健康运转。恰恰是因为彼此影响，肠神经功能异常不仅会引起胃肠功能紊乱，还会引起情绪和行为异常；中枢神经功能异常，不仅会引起大脑功能紊乱，还会引起肠道菌群、肠道内分泌、动力和肠黏膜通透性的改变。

王国的"信使"——肠道血清素

说起血清素，很多人会感到格外陌生，但是说起它的另外一个名字，你也许并不陌生，那就是 5- 羟色胺。人们对于 5- 羟色胺更多的认识是，它是存在于我们大脑中的一种神经递质，几乎影响着大脑活动的每一个方面，从调节情绪、精力、记忆力到塑造人生观。

5- 羟色胺是一种快乐信使，如果大脑中 5- 羟色胺的水平过低，很容易导致抑郁症的发生。目前市面上销售的很多抗抑郁药物，其实通俗点说就是 5- 羟色胺再摄取抑制剂，它的作用机制是选择性地抑制突触前膜对 5- 羟色胺的回收，从而减少了 5- 羟色胺的丢失，增强了 5- 羟色胺神经相关的功能，起到抗抑郁的作用。

5- 羟色胺虽然在大脑皮质及神经突触内含量很高，但是科学家最早还是从血清中发现 5- 羟色胺的，所以，5- 羟色胺最开始的名字是血清素。

肠道中有血清素吗

大脑血清素，是人们最常提及的，但是你知道吗，还有一个部位，其实拥有更多的血清素，那就是肠道。90% 的血清素其实是由肠道产生的，并且存在于胃肠道黏膜内的肠嗜铬细胞中。在某些刺激因素作用下，5- 羟色胺离开肠嗜铬细胞并弥散到血液中，血液中存在白细胞、红细胞和血小板，5- 羟色胺被血小板摄取和储存，储存量约占全身的 8%。所以，不仅大脑里有血清素，肠道和血小板里也有。

有人认为肠道里的血清素和大脑里的血清素是不相干的，它们在各自的系统里发挥着至关重要的作用，也有人认为，肠道里的血清素和大脑里的血清素并非没有联系，肠道是产生血清素的部位，而大脑则是利用血清素的部位，肠道和大脑中的血清素不仅相互协作，也相互影响。

由此看来，血清素的确是一种神秘的存在，如何揭开它的面纱，还需要科学家更深入的研究。不过我们可以通过现有的研究发现来了解一下肠道血清素。

肠道血清素的作用

在大脑里，血清素是一种抑制性神经递质，但是在肠道里，血清素表现出了它不为人知的一面——一种强大的血管收缩剂和平滑肌收缩刺激剂。如果肠道里的血清素分泌过多，导致的直接后果就是让你疯狂地上吐下泻。

通过大量的研究，科学家发现，当出现食物中毒或注射化疗药物的时候，肠道里的血清素分泌会更多，大量的血清素引起血管收缩和平滑肌收缩，肠道微生物王国发出警报，为了及时排出身体里的毒素，就会使用上吐下泻的极端方式，看似来势凶猛，其实是肠道微生物王国为了清除毒素做出的过度反应。

肠道血清素影响肠道菌群

肠道菌群组建了肠道微生物王国，王国的主宰者是益生菌，但是王国又不只有益生菌，还有有害菌和条件致病菌。肠道里的环境瞬息万变，这是因为我们每天吃的食物里都含有大量的细菌，发表在 *Cell*（《细胞》）子刊 *Cell Host & Microbe*（《宿主与微生物》）上的一项新研究表明，血清素可以降低某些肠道病原体引起致命感染的能力，从而无形中帮助了肠道益生菌，让其一直发挥主宰作用。

正如我们前面所说的，当肠道发出报警信号的时候，血清素分泌增加，让身体进入上吐下泻的极端模式，目的是从身体两端排出更多的毒素，从而减轻肠道菌群的负担，维持肠道内环境的稳定。

血清素，终极的肠－脑信使

从前认为大脑里的血清素和肠道里的血清素是完全独立的，但是随着肠－脑轴的发现，这种理论越来越站不住脚，更多的人愿意相信两者之间有着紧密的联系，就像大脑中血清素水平的异常会影响肠道，而肠道里血清素水平的异常也会影响大脑一样。

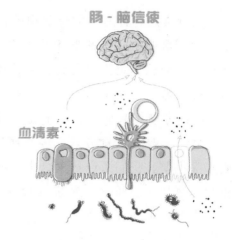

肠道和大脑，有可能就是借助血清素的信号系统连接在一起的，所以，血清素有可能是终极的肠－脑信使，正因为它的存在，使得肠道和大脑里的血清素即便在两个独立的系统中运行，但依然可以接收到彼此发来的信息。

举一个简单的例子，当我们饥肠辘辘的时候，由于缺少食物的刺激，肠嗜铬细胞分泌的血清素会减少，与血清素相关的肠道信号可以发送到大脑的情绪中心，于是我们不仅能感到饥肠辘辘，还会感到焦虑与烦躁。

当我们饱餐一顿的时候，大量的食物进入肠道，在与肠嗜铬细胞接触的过程中，刺激肠嗜铬细胞释放了更多的血清素，不仅让胃肠道的饥饿感得到缓解，与血清素相关的肠道信号可以发送到大脑的情绪中心，会让我们产生饱餐后的满足和幸福感。

如何提高血清素水平

血清素是一种有益的化学物质，如果大脑里的血清素水平过高，则会腹泻和呕吐，如果肠道里的血清素水平过低，肠道的蠕动功能和肠道菌群的稳定都会受到影响，我们的食欲也会受到影响。所以，适当提高血清素水平，对身体是有益的。

如何才能提高血清素水平呢？可通过以下三种方式：

第一，改变饮食方式。因为研究发现，色氨酸对于血清素的合成非常重要，我们可以从食物中获取色氨酸，像乳制品、大豆制品、鱼类、坚果类、香蕉、鸡蛋等食物中均富含色氨酸，色氨酸摄入不足的人群，不妨在饮食上做一下调整。

第二，锻炼。运动后你会有这样的感觉，不仅整个人更兴奋更快乐了，食欲也更好一些了，这恰恰是血清素在发挥作用。

第三，日光浴。上午的时间是身体合成血清素的最佳时刻，适当的阳光浴有助于促进血清素的分泌。

肠道菌群的呐喊，不要给我们压力

我们身处的这个世界瞬息万变，身为其中的一员，我们必须审时度势，及时做出反应。然而快节奏的生活、激烈的竞争和无法预知的意外，都像是一张无形的巨大的压力网笼罩着我们，肆无忌惮地摧残着我们的内心和身体。

　　面对突如其来的压力，我们的身体会做出一系列应激反应，心率、血压、体温、肌肉紧张度等都会发生显著变化，从而增加机体活动力量，以应对紧急情况。

　　举个简单的例子，你即将参加一场对你来说意义非凡的考试，但你觉得自己还没准备好，害怕考试成绩不理想，考场紧张的气氛让你倍感压力，在这样的情况下，你的心率会加快，血压会升高，体温上升，肌肉也更加紧张。大量的研究发现，重压之下，身体中不仅仅是一个系统会出现应激反应，中枢神经系统、免疫系统、心血管系统、血液系统、泌尿生殖系统和消化系统，都可能出现异常。

压力下的胃肠激素

　　当压力来临的时候，会激活一个特殊的核心轴——下丘脑—垂体—肾上腺皮质轴，这个核心轴一旦被激活，就会导致糖皮质激素分泌增多，增多的糖皮质激素可促进胃蛋白酶及胃酸分泌，减少碳酸氢盐及胃黏液的合成，抑制上皮细胞的再生。

　　压力还会激活交感—肾上腺髓质系统，导致患者血液中儿茶酚胺水平上升，血管收缩引起胃肠道黏膜血流量减少，进而造成缺血、缺氧。

　　所以，压力很容易导致胃肠道应激性溃疡的发生，严重的应激性溃疡还会导致消化道出血，甚至消化道穿孔。

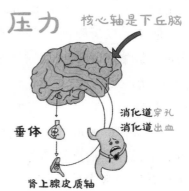

🩺 压力下的胃肠运动

当压力来临的时候，我们的胃肠运动也会出现异常。应激状态下，胃的排空受到影响，但是结肠的转运能力却大大增强。这是因为压力导致肠道收缩更有力，并推动食物更快地通过肠道，所以面对压力，更容易发生腹泻。

结肠运动的异常，无形中也在影响着肠道菌群的稳定。有研究发现，应激状态下，粪便更易出现不成形，呈现稀糊样甚至稀水样大便。随着粪便成形度的降低，肠道菌群物种丰富度也会下降，一些对健康有益的益生菌数量也会下降。一旦占有主导地位的益生菌出现异常，有害细菌就会趁机生长，所以压力之下，肠道菌群更容易失调。

🦠 压力下的胃肠黏膜屏障

重压之下，胃肠道黏膜屏障也会发生多米诺骨牌效应。我在前面说了，应激状态下，胃酸和胃蛋白酶分泌是增多的，但覆盖在胃黏膜上皮细胞表面的黏液凝胶和碳酸氢盐则是合成受限，缺少胃黏膜屏障，胃酸就会直接损伤胃黏膜。

肠道黏膜屏障同样会受到影响，应激反应损伤了肠道机械屏障，增加了肠黏膜的通透性，从而导致肠道菌群更易发生移位，应激还会损伤肠道的免疫屏障，让有害菌逃过免疫系统的监视和防御。反之，当肠道黏膜屏障受损的时候，肠道菌群也会出现异常。

所以看似无形的压力，其实对消化道的影响非常大，对于肠道菌群来说，它们所缔造的王国面对两个强大敌人，一个是抗生素，这是有形的敌人，另外一个就是应激反应，这是无形的敌人，当外敌足够强大，那么微生态王国崩塌瓦解也并非难事。

更糟糕的是，持续的压力还可能让肠道菌群发生天翻地覆的变化。在漫长的时间里，这种损伤都难以自行恢复，肠道菌群的失调有可能让我们的肠道变得更加敏感。

学会释放压力

心理压力，看似是心理对外界刺激做出的一种反应，准确来说，其实是大脑司令部对外界刺激做出的反应，压力虽然是一种无形的存在，但却影响了包括大脑在内的很多器官。压力诱发的应激反应让肠道菌群出现异常，以至于肠道菌群时常呐喊："不要给我们压力！"

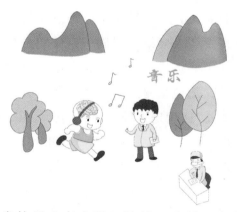

但是我们的身体里也存在肠－脑轴，这是一条非常复杂的轴，我在前文中已经详细地介绍过这条轴，当肠道出现异常的时候，通过这条轴也可以影响到大脑。所以压力让肠道出现异常，肠道的异常会进一步加重压力感。

我们每天都会面对各种压力，寒冷、酷热、潮湿、强光、雷电都会给我们带来压力，竞争失败、失业、丧失亲人同样会给我们带来压力，只要你生活在这个世界里，你就不可避免地遭遇压力。我们要做的不是回避压力，而是释放压力，这样才能减轻身体出现的应激反应。我们有很多种方式解压，比如通过锻炼、亲近大自然、聆听音乐、倾诉等方式转移压力，也可以接受一些心理治疗，包括认知行为疗法和催眠疗法，这些方式能够帮助我们更好地对抗压力，也能提高大脑皮质对于压力生成环路的控制。

王者归来，益生菌的"涅槃重生"

出现腹泻，很多人的第一反应是肠道感染了，要吃抗生素；鼻塞咽痛、感冒了，很多人会第一时间想到吃点抗生素；身上某个地方烂了一小块，为了好得快一点，还是要吃点抗生素。抗生素与我们的生活密切相关，随便拿身边一个人举例，你问他使用过抗生素吗，他一定会点头："这就是一种很普通的药物啊，当然用过！"

人类发现的第一种抗生素是青霉素。1928 年，英国细菌学家亚历山大·弗莱明在培养皿中培养细菌时，偶然发现从空气中落在培养基上的青霉菌长出的菌落周围没有细菌生长，他认为是青霉菌产生了某种化学物质，分泌到培养基里抑制了其他细菌的生长，这种化学物质便是最早发现的抗生素——青霉素。

青霉素对于人类而言是伟大的发现，因为它拯救了无数人的生命。一晃 90 多年过去了，除了青霉素以外，科学家又发现了更多的抗生素，遗憾的是，虽然抗生素种类很多，但人类还是没有彻底战胜细菌。

人类在进化，细菌也在进化，随着抗生素的滥用，越来越多的超级细菌出现了，这些细菌携带耐药基因，让抗生素也拿它没辙。于是科学家不得不重新审视抗生素，在过去很长的一段时间里，抗生素被捧上神坛，大家都觉得它是万能的神药，但随着耐药菌的增多，一个沉重的现实摆在面前——抗生素其实是一把双刃剑。

❋ 王国沦陷

55岁的老刘因为腹泻住进了医院，在住院前老刘已经在诊所里输液一周了，通过病历记录，我发现诊所医生给他使用了头孢他啶，这是一种头孢三代抗生素。

老刘说，使用抗生素之后，自己腹泻的症状没有任何好转，反而越来越严重，但诊所医生只是告诉他："你肠道的炎症很重，头孢都压不下来，建议你去医院，使用更高端的抗生素。"

就这样老刘来到了医院，但检查后我发现，导致老刘腹泻的原因其实根本不是肠道感染。早在半个月前，老刘感冒了，吃了一段时间的左氧氟沙星，他说感冒好了，自己就开始腹泻了，他去诊所继续输注抗生素，结果腹泻越来越严重。

我告诉老刘，他的腹泻其实与抗生素有关时，他吓了一跳："医生，抗生素不是治腹泻的吗？怎么也会引起腹泻呢？"

毫不夸张地说，滥用抗生素，有时不是治病，而是致病。

我之所以反复强调不能滥用抗生素、抗生素是双刃剑，主要原因是滥用抗生素会严重影响肠道微生态王国的稳定。

有人会问："医生，抗生素不是杀死有害菌的吗？有益菌应该不会被伤害吧？"

其实并不是这样，抗生素杀菌不长眼，它的原则是"格杀勿论"，抗生素不仅能杀死有害菌，也能杀死有益菌。滥用抗生素很容易导致肠道菌群失调，原本"菌丁兴旺"的王国，在抗生素的格杀勿论下，顿时"哀鸿遍野"。对于王国来说，抗生素无疑是最强的入侵者，抗生素让王国沦陷，益生菌失去了王者宝座，取而代之的就是有害菌。

抗生素相关性腹泻

肠道菌群的失调直接导致的后果就是腹泻，排除其他的病因之后，医学上将这种腹泻称为抗生素相关性腹泻。不要小看这种腹泻，它常常让你拉到"怀疑人生"，严重的患者每天可以有 10 次以上的腹泻，甚至伴有发热、腹痛、腹胀。

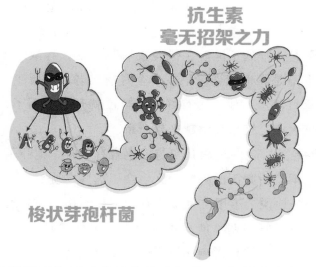

如果肠道里感染了难辨梭状芽孢杆菌，一切就会变得更加糟糕。难辨梭状芽孢杆菌广泛存在于土壤、水源中，正常人的肠道中也含有极少的难辨梭状芽孢杆菌，但是益生菌的存在使得难辨梭状芽孢

杆菌一直被压抑，它并不敢兴风作浪，当抗生素"大军压境"的时候，一切变得与众不同了。

面对抗生素，益生菌毫无招架之力，王国的防御部队顿时功亏一篑，没有了益生菌的压制，难辨梭状芽孢杆菌脱离束缚，犹如一匹脱缰的野马，开始在肠道内快速、肆虐地繁殖，当难辨梭状芽孢杆菌成为王国新的主宰时，肠道沦为了"地狱"。

难辨梭状芽孢杆菌有"四大杀手"，医学界将其命名为毒素 A、毒素 B、蠕动改变因子和不稳定因子，臭名昭著的四大杀手在王国里"烧杀抢掠"，最终导致肠黏膜细胞被大量破坏、肠黏膜坏死，甚至形成假膜，医生将其称为假膜性肠炎。

假膜性肠炎是一种更为严重的抗生素相关性腹泻，这种疾病主要表现为腹泻、腹胀及腹痛，重症患者甚至会出现海蓝色水样便、脱水、电解质紊乱、大量白蛋白丢失、暴发性中毒性巨结肠、肠梗阻以及肠穿孔。

假膜性肠炎的病死率高达 15%~24%，由此可见，滥用抗生素，不仅仅是拉两天就没事了，严重的时候甚至会致命。

王者归来

出现了抗生素相关性腹泻，医生第一时间要做的就是让患者赶紧停用抗生素，如果患者合并有其他部位的细菌感染而不能停用，那么最好根据细菌培养和药物敏感结果选择窄谱抗生素，目的是减少对肠道菌群的损伤。

单纯的抗生素相关性腹泻，由于症状不严重，肠道菌群还存有一定的实力，在停止使用抗生素之后，通过肠道菌群的自我修复或者人为补充益生菌制剂可以帮助肠道菌群恢复到理想状态，那么益生菌又会重新夺回王者之位。

　　浩劫之后，益生菌涅槃重生，最终实现了王者归来。对于患者来说，这无疑是幸运的，可对于假膜性肠炎，由于抗生素已经导致了灾难性后果，肠道菌群的实力已经所剩无几，强大的难辨梭状芽孢杆菌拥有百万军队，在它们的不断进攻和严密防守下，益生菌很难有卷土重来的机会。

　　所以对于假膜性肠炎患者，不仅治疗周期更长，治疗过程更复杂，治疗花费也更高，即便如此，有时也未必能收到良好的疗效，甚至有患者因此丧命。

　　人体的肠道菌群高达 500 多种，菌群稳定，王国兴盛，健康方能得到保证。与其等到王国沦陷再亡羊补牢，不如从现在开始保持好的习惯，不要身体出现任何异常都滥用抗生素，牢记抗生素是一把双刃剑，需不需要使用、用多久、用多大量、用哪种，都要咨询专业的医生。

市面上的益生菌那么多，究竟该如何选择

　　你知道人类第一次发现益生菌是什么时候吗？穿过历史的长河，一切还要回到 1856 年，路易斯·巴斯德，法国著名的微生物学家，在研究葡萄酒发酵变酸的过程中，意外发现了乳酸杆菌。在此之前，发酵一直被认为是蛋白质分解的结果，巴斯德通过细致认真的研究，最终揭开了发酵的秘密，他认为好葡萄酒是酵母生长的结果，葡萄

酒变酸，则是因为乳酸杆菌活动产生了大量的乳酸。

1857年，巴斯德发表了经典论文《关于乳酸发酵的记录》，并且在此基础上创立了巴氏消毒法。如果你在购买乳制品的时候仔细观察瓶身，会发现上面写着"巴氏灭菌"，这就是巴斯德发明的一种低温灭菌方法，利用较低的温度杀灭饮品中大部分的细菌，同时还能尽量保持饮品原有的品质和风味。虽然巴斯德发现了乳酸杆菌，但他并未意识到这是一种对人体至关重要的益生菌。

1899年，法国巴黎儿童医院的蒂赛医生率先从健康母乳喂养的婴儿粪便中分离出了第一株双歧杆菌，他发现双歧杆菌与婴儿患腹泻的频率及营养状况都有关系，虽然越来越多的益生菌被发现了，但是益生菌这个概念还没有形成。

1905年，保加利亚科学家斯塔门·戈里戈罗夫第一次发现并从酸奶中分离了"保加利亚乳杆菌"，同时向世界宣传保加利亚酸奶。

1908年，俄罗斯科学家、诺贝尔奖获得者伊力亚·梅契尼科夫，通过对保加利亚人的饮食习惯进行研究，发现长寿人群有着经常饮用含有益生菌的发酵牛奶的习惯，正式提出了"酸奶长寿"的理论。与其他人不同的是，梅契尼科夫是第一位将乳酸杆菌和健康联系在一起的科学家，虽然巴斯德最早发现了乳酸杆菌，但是他并未指出其作用。所以益生菌理论的形成，主要归功于梅契尼科夫，正因如此，他才被称为"益生菌之父"。

1965年，Lilly D. M.（莉莉）和 Stillwell R. H.（史迪威）在 Science（《科学》）杂志上发表的论文《益生菌——由微生物产生的生长促进因素》中最先使用益生菌（probiotic）这个定义来描述一种微生物促进其他微生物生长的作用。

1974年，Paker 将益生菌定义为对肠道微生物平衡有利的菌物。

1982年，英国福勒博士将益生菌定义为额外补充的活性微生物，能改善肠道菌群的平衡而对宿主的健康有益。

2002年，联合国世界粮农组织（FAO）和世界卫生组织（WHO）共同起草了《食品益生菌评价指南》，被各国管理部门、学术界和产业界普遍采用。评价指南中给出了益生菌的定义：益生菌是活的微生物，当摄入充足的数量时，它会赋予宿主某种健康益处。

益生菌主要包括哪些类型

我们的肠道里拥有一个庞大的微生态王国，甚至有人把微生态系统看成人体的第十大系统，它的地位和运动系统、消化系统、呼吸系统、泌尿系统、生殖系统、内分泌系统、免疫系统、神经系统、循环系统相同。

作为肠道微生态王国最重要的缔造者，益生菌是一类优势菌，毫不夸张地说，它是整个微生态王国的主宰。在微生态王国里，只要益生菌保持王者之位，它才能牢牢控制有害菌、条件致病菌、真菌甚至是病毒，从而让整个王国更加稳定。

益生菌的种类非常多，总体上可分为五大类。

第一大类是严格厌氧的双歧杆菌属，该属现有32种，其中被允许用于人体肠道的微生态制剂仅5种，即长双歧杆菌、婴儿双歧杆菌、青春双歧杆菌、两歧双歧杆菌和短双歧杆菌。

第二大类是耐氧的乳酸杆菌属，该属现有56种，其中被允许用于人体肠道的微生态制剂有10种，包括嗜酸乳杆菌、短乳杆菌、干酪乳杆菌和保加利亚乳杆菌等。

第三大类是兼性厌氧球菌，包括粪肠球菌、乳酸乳球菌、唾液链球菌嗜热亚种和中间链球菌等。

第四大类是兼性厌氧的芽孢杆菌属，如地衣芽孢杆菌、枯草芽孢杆菌、短小芽孢杆菌、凝固芽孢杆菌等。

第五大类是酵母菌属，如布拉氏酵母菌。

益生菌主要有哪些有益作用

作为肠道微生态王国的主宰，益生菌能够稳定肠道菌群。大量的研究发现，益生菌能抑制多种条件致病菌和有害菌，包括大肠杆菌、沙门氏菌、志贺氏杆菌和假单胞菌；益生菌还能促进肠道黏液的产生，有助于降低有害菌的黏附性。

益生菌能够促进短链脂肪酸的生成，短链脂肪酸包括醋酸盐、丙酸盐和丁酸盐，醋酸盐主要在肌肉、肾脏、心脏和大脑中代谢；丙酸盐在肝脏中进行代谢，可以抑制胆固醇合成并调节脂肪组织中的脂肪生成；丁酸盐则是结肠细胞的主要能量来源，在调节大肠上皮细胞增殖、凋亡和细胞分化中发挥着重要的作用。除了作为重要的能量来源，短链脂肪酸还能降低肠道的 pH 值，在酸性环境里，钙、铁和维生素 D 能够更好地被吸收。

益生菌及其代谢产物还能调节免疫应答，通过增强机体固有免疫细胞和自然杀伤细胞的活性，激活树突状细胞，刺激机体产生细胞因子，并刺激 B 淋巴细胞分泌抗体，益生菌可刺激肠道产生分泌性球蛋白 A（SIgA），提高免疫识别能力。由于能调节免疫应答，益生菌在自身免疫性疾病和过敏性疾病的治疗方面也能发挥一定的作用。

除此之外，益生菌还能帮助恢复肠道菌群的生态平衡，对于抗生素引起的相关性腹泻，及时补充益生菌，有助于改善菌群失调的症状。

市面上的益生菌那么多，究竟该如何选择

　　作为肠道菌群的重要组成者，益生菌发挥着有益的作用，深受大家的欢迎。商家当然看到了其中的巨大商机，除了在乳制品中添加益生菌之外，还制造了益生菌药物和益生菌保健品。

　　在选购益生菌药物时，我们可能会发现益生菌药物的种类很多，但无论是哪种益生菌制剂，其实都在我上面说的五种类型里。比如双歧杆菌制剂，目前市面上销售的有双歧杆菌三联活菌和双歧杆菌四联活菌，其中三联活菌就是长双歧杆菌、嗜酸乳杆菌和粪肠球菌，四联活菌则包括婴儿双歧杆菌、嗜酸乳杆菌、粪肠球菌、蜡样芽孢杆菌；乳酸菌制剂也是常用的益生菌制剂，如复合乳酸菌胶囊，里面含有嗜酸乳杆菌和乳酸链球菌；芽孢杆菌制剂的种类就更多了，地衣芽孢杆菌活菌、凝结芽孢杆菌活菌、枯草杆菌二联活菌、蜡样芽孢杆菌活菌，都属于这种类型；1933 年日本千叶医科大学宫入近治博士首先发现并报告了梭酸梭菌，这同样是一种益生菌。目前市面上也有相关的梭菌制剂，比如丁酸梭菌二联活菌、丁酸梭菌肠球菌三联活菌。以上都是细菌制剂，我要说的最后一种则是真菌制剂，那就是大名鼎鼎的布拉氏酵母菌。

　　在你拿到益生菌药物的时候，一定要仔细查看说明书，有的益生菌药物含有一种益生菌，有的则是添加了多种不同类型的活菌。不同类型的益生菌含有的活菌数量也可能不同。这些益生菌制剂，有的是粉剂，有的是滴剂，有的是胶囊，有的则是片剂，它们所需要的贮存条件也有所不同。有的在常温下就可保存，有的则需要放在冰箱里冷藏，有的益生菌制剂适合儿童，有的则只适合成人。

　　所以，不要认为益生菌制剂是万能药。不管哪种药物，只要含有益生菌，男女老少都可以吃的想法是不对的。

益生菌的吃法有讲究

在你决定服用益生菌药物之前，最好咨询专业的消化内科医生，因为益生菌药物归根结底还是药物，能不能吃、吃多久、什么时候停、吃的时候有什么注意事项，这些都需要专业医生的解答。很多人自己给自己当医生，出现不舒服的时候不管是不是属于菌群失调，都直接到药店购买益生菌服用，这是不正确的做法。如果专业医生都认为你的确需要口服益生菌制剂，就会给你一些建议，不仅告诉你可以吃多久，还会告诉你吃的时候有哪些注意事项。

当我们拿到一种益生菌制剂时，我们要牢记三点。

第一点，益生菌不能空腹服用，因为空腹的时候胃酸的浓度很高，对于益生菌来说，胃酸是最大的杀手。为了减少胃酸对于益生菌制剂的破坏，建议饭后 1 小时再服用益生菌制剂。

第二点，不要用开水冲泡益生菌制剂，最好也不要用开水送服，益生菌不仅怕胃酸，还怕高温，建议服用的时候，最好选择 40°C 以下的温水。

第三点，除了布拉氏酵母菌，益生菌制剂不要和抗生素一起服用，因为抗生素和胃酸一样，不管有益菌还是有害菌，都会"格杀勿论"。但是布拉氏酵母菌除外，因为它是一种真菌，抗生素拿真菌无可奈何。

喝酸奶能补充益生菌吗

酸奶之所以受到大众的欢迎，一方面是因为酸奶的口感很好，这是益生菌发酵之后的味道——酸酸甜甜，另一方面酸奶喊出了健康营销的口号，不仅富含优质蛋白质、钙，还含有数量庞大的益生菌活菌。"喝酸奶能够更长寿"，这种观念在大众心里已经根深蒂固。但问题来了，喝酸奶真能补充益生菌吗？

有些人对此持怀疑态度，他们认为酸奶里添加的益生菌数量其实并不多。活菌数量是衡量益生菌产品质量的重要指标，只有其达到一定数量级才能发挥作用。

中国的标准是，酸奶里益生菌活菌的数量要 > 10^7CFU/g，美国的标准是，酸奶里益生菌活菌的数量要 ≥ 10^8CFU/g。

虽然益生菌的种类很多，但目前用于制作酸奶的益生菌主要是保加利亚乳杆菌和嗜热链球菌。在你选购酸奶的时候，不仅可以在瓶子上看到添加了哪种益生菌，还可以看到添加数量。

保加利亚乳杆菌和嗜热链球菌用于制作酸奶的历史已经很悠久了，但是保加利亚乳杆菌和嗜热链球菌并不是毫无缺点，这两种益生菌的耐酸性都比较差，所以喝下去之后，在胃酸的"疯狂攻击"下，能够"活"着抵达肠道的益生菌并不多。所以很多人认为，喝酸奶补充益生菌，可能就是一种心理安慰剂。

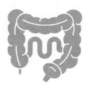

你的肠道几岁了

我们用生理年龄来衡量自己的衰老程度，用心理年龄来衡量自己的心理状态，前者代表的是年龄的长度，后者代表的是年龄的宽度。生理年龄是自然规律的产物，就像树有年轮一样。随着岁月的流逝，我们的生理年龄也会不断增长；心理年龄则代表一个人的心

理成熟度，有的人生理年龄很小，但是已经少年老成；有的人生理
年龄很大，但给人的感觉还很幼稚。

但我们重点要说的不是生理年龄，也不是心理年龄，而是人体
的第三年龄。

人体的第三年龄

说到人体的第三年龄，相信很多人都是一脸茫然，很少有人听
过第三年龄，也有人突发奇想，认为第三年龄是不是骨头的年龄或
者大脑的年龄。其实都不是，第三年龄，其实是肠道年龄。随着年
龄的增长，我们的肠道也会衰老。这是一种自然变化的规律，是你
无法改变的，无论多么强壮的身体都逃不过岁月的摧残，终将老去。

说到肠道年龄，很多人会问，随着年龄的增长，我们的肠道也
会有表现吗？比如说是不是像皮肤一样，年龄越大，皮肤的皱褶越
多呢？我们的肠道里也有黏膜，我们称为肠黏膜，你可以把肠黏膜
看成是肠道的皮肤，但随着年龄的增长，肠黏膜并不会出现皮肤一
样的皱褶。

肠道年龄，其实是肉眼看不到的，即便进行肠镜检查，医生也
无法通过观察肠黏膜来判断肠道的年龄。在我们的肠道里，还有一
个庞大的微生物王国，随着年龄的增长，我们的肠道菌群结构会发
生改变，所以肠道年龄其实是指肠道菌群的年龄。

年龄增长，菌群变化

当婴儿刚出生的时候，肠道内是无菌的，到了第 5 天，开始出
现双歧杆菌、乳酸菌等益生菌，一直到成年，肠道菌群才逐渐趋于

稳定，肠道微生态王国开始正式步入鼎盛时期。但是随着年龄的增长，当步入中老年时期之后，双歧杆菌、乳酸菌等有益菌再度减少，产气荚膜杆菌等有害菌的比例则上升，有害菌群比例升高会加速人体的衰老，导致疾病出现，甚至影响寿命。所以，肠道年龄其实反映的是不同生理年龄段肠道有益菌和有害菌比例的变化。

通过肉眼，我们无法发现肠道菌群的变化，它们缔造了一个庞大的王国，由于王国的兴盛衰败与健康密切相关，而且与生理年龄的增长是平行的，所以科学家把肠道年龄称为人体的第三年龄。

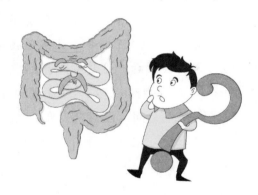

🧠 第三年龄增加的表现

随着第三年龄的增加，肠道也会出现一系列报警信号。肠道菌群的失调，会使出现肠道疾病的风险增加；有害菌的增多，会让大便有一股特殊的腐败臭味，有害菌在分解大便的时候会产生更多的气体，让肠胀气更加明显。

肠道菌群构成了肠道黏膜屏障的生物屏障，如果肠道菌群出现异常，肠道黏膜抵抗外敌的能力会下降，肠黏膜通透性增加，导致更多有害细菌通过肠黏膜抵达身体其他部位，从而引发严重的感染，如自发性腹膜炎、败血症。

肠道菌群虽然只存在于肠道内，但却影响着整个身体，甚至有人认为肠道菌群紊乱是万病之源。肠道菌群的失调会导致免疫功能紊乱，还会通过肠－脑轴而影响大脑功能。由此可见，随着第三年龄的增长，我们的身体就会出现各种不适。

你的肠道几岁了

对于健康人来说，肠道年龄和生理年龄是同步的，生理年龄越年轻，肠道里的生态王国越强大，有益菌的数量越多，整个人看起来越活力四射。

虽然肠道年龄和生理年龄同步，但是如果长期保持不健康的生活方式，那么可能让肠道提前衰老。这和生理年龄相似，如果一个人压力特别大、经常熬夜、吸烟酗酒、饮食习惯不好、缺少运动，不仅外表看起来更老，身体器官的功能也比健康同龄人的差。肠道年龄同样如此，不健康的生活习惯会导致肠道菌群失调，让肠道提前衰老。

我碰到很多年轻的患者，由于生活习惯不好，导致年纪轻轻就出现便秘、大便异味、肠胀气等，虽然肠镜检查没什么异常，但是肠道菌群其实已经出现了异常，这部分患者如果不注意保护自己的肠道菌群，这些不适症状只会越来越严重。

别让肠道提前衰老

只有多做有益于肠道的事情，才能避免肠道提前衰老。保护肠道，不能等到老了才去做，年轻的时候就应该养成好习惯。

（1）保护肠道，一定要管住嘴。像油炸、腌制、熏制等高脂肪高盐的食物，都不利于肠道健康。要想肠道菌群更加稳定，就要注意饮食均衡，饮食上清淡一点，适当补充优质蛋白质，不要忽视补充膳食纤维，绿色蔬菜、水果、粗粮里都含膳食纤维。

（2）保护肠道，一定要多喝水，少喝碳酸饮料。碳酸饮料里含有大量的糖，会让你越喝越缺水，如果缺水，容易引起大便干结，诱发便秘。

（3）保护肠道，一定要改变不健康的生活习惯。远离烟酒、不熬夜、坚持运动，这样才能让你的免疫力更好，才能避免有害菌对肠道菌群造成破坏。

（4）保护肠道，不要滥用保健品或药物。很多保健品打着清肠排毒或减肥的旗号，其实里面添加了刺激性泻药的成分，吃这样的保健品，很容易破坏肠道菌群。滥用一些泻药、抗生素、质子泵抑制剂、非甾体类抗炎药，也可能导致肠道菌群失调。

如何自测肠道年龄

虽然我们不可能准确地弄清肠道里任何一种细菌的变化规律，但是我们可以通过一些简单的方法来自测肠道年龄。

以下这些测试，与你平时的生活习惯密切相关，它们是对肠道状态的大体推测。平时有诸多不健康生活习惯的人，不妨自测一下。

大便外观和排便习惯

①排便困难、排便费力。 ②大便干结，呈现羊屎颗粒状 。③每周排便的次数少于 3 次。 ④排便不尽感。 ⑤大便呈现稀糊样或稀水样 。⑥每天排便的次数大于 4 次。 ⑦大便有特殊的恶臭味。 ⑧排便习惯不规律。⑨大便呈现细条状，不连续 。⑩大便表面不光滑，有黏液。

腹部症状

①总是感到腹部胀气，甚至有难以缓解的膨胀感。 ②总是感到下腹部或左下腹有不同程度的腹痛。 ③没有腹胀或腹痛，但总是有无法形容的腹部不适感。

生活状态

①总是感到闷闷不乐，甚至伴有明显的焦虑或抑郁症状。 ②晚上辗转反侧，总是难以入眠。③每天无精打采，有特别疲倦的感觉。④面色晦暗、皮肤干燥没有弹性。 ⑤最近一段时间饱受痤疮或其他皮肤病的困扰。 ⑥注意力不集中，记忆力下降。 ⑦反复出现口腔症状，如口臭、口腔溃疡。

生活习惯

①经常熬夜，每周熬夜的次数在3次以上 。②缺少运动，每天运动的次数少于2次，甚至1次都没有 。③经常吸烟或酗酒 。④总是把自己关在家里，不愿意社交，不愿意亲近大自然 。⑤沉迷于玩手机或电脑上的游戏，常常一玩就是很久 。⑥总是喜欢坐着或躺着。

饮食习惯

①不爱喝水，每次都是等到十分口渴的时候才喝水 。②虽然有喝水的习惯，身体并无异常，但每天喝水量小于500毫升 。③经常不吃早餐 。④吃饭时不喜欢细嚼慢咽，每顿都吃得特别饱 。⑤喜欢吃夜宵 。⑥喜欢高脂肪、高盐饮食 。⑦摄入的蔬菜、水果或粗粮很少 。⑧喜欢喝碳酸饮料 。⑨一日三餐时间不固定，毫无规律 。⑩喜欢吃零食。

我们可以把上面的任何一个小点计1分，上面一共有35个小点，如果全部符合，则计35分，如果全部不符合，则计0分，如果只有一部分符合，那么符合几点计几分。

在完成自测并统计好分值以后，接下来就是"对号入座"，看看你的肠道年龄有多大。

如果得0分，那么恭喜你，你的肠道健康状态良好。

如果得1~5分，肠道年龄=实际年龄+5岁。

如果得6~10分，肠道年龄=实际年龄+10岁。

如果得11~15分，肠道年龄=实际年龄+15岁。

如果得16~20分，肠道年龄=实际年龄+20岁。

如果得 21~25 分，肠道年龄 = 实际年龄 +25 岁。

如果得 26~30 分，肠道年龄 = 实际年龄 +30 岁。

如果得 31~35 分，肠道年龄 = 实际年龄 +35 岁。

举个简单的例子，一个 30 岁的男性，通过肠道年龄自测，最后统计得分为 14，那么肠道年龄为 45 岁。肠道年龄越大，肠道菌群越容易失调，肠道功能越紊乱，出现肠道疾病或其他疾病的风险越高。

如果你的肠道年龄和实际年龄差距为 0，这是最佳状态，建议你继续保持；如果你的肠道年龄和实际年龄差距为 5，提示肠道年龄比实际年龄要稍高一点，此时要开始注意肠道健康了；如果你的肠道年龄和实际年龄差距为 10，提示肠道开始衰老，此时要注意改变不健康的生活习惯和饮食习惯；如果你的肠道年龄和实际年龄差距为 15，说明肠道老化情况进一步加重，应该彻底改变不健康的生活习惯和饮食习惯；如果你的肠道年龄和实际年龄差距在 20 以上，不仅要彻底改变不健康的生活习惯和饮食习惯，还应该及时寻求医生的帮助，建议做检查排除器质性疾病。

检查没什么大问题，但就是肚子不舒服

28 岁的文女士拿着三张肠镜检查报告单找到我，她说一年的时间里，自己在不同的医院做了三次肠镜，每一家医院的结论都是相同的——检查没什么大问题。她说想再做一次肠镜检查，她反复向

我解释："医生，我真的很不舒服，我不是装出来的，我一定有问题，麻烦你对检查的医生说，做检查的时候一定要仔细一点好吗？"

短短一年的时间进行三次肠镜检查都没有任何异常，我详细查看了每一家医院的肠镜检查报告单，对文女士说："你根本没有必要再进行肠镜检查，你的这种病，属于典型的肠子敏感。"

肠子敏感，究竟是一种什么病

在医学上，有一个专业的术语叫肠易激综合征。这种疾病最突出的特点是，反复出现腹痛，同时伴有排便习惯改变，有的患者是腹泻、大便稀、不成形，一天要解很多次；有的患者则是便秘，大便干结，像羊屎颗粒，排出费力，有时很多天才能排一次；还有的患者则是便秘与腹泻相交替。

根据粪便性状的不同，肠易激综合征又分为便秘型、腹泻型、混合型和未定型四种类型。其中便秘型患者，块状便（或硬便）比例大于25%，且稀便（或水样便）比例小于25%；腹泻型患者，稀便（或水样便）比例大于25%，块状便（或硬便）比例小于25%；混合型患者，稀便和硬便比例均大于25%；未定型就是粪便的性状不符合上述三种特点。

无论哪个类型的肠易激综合征都有一个突出的特点就是进行了各式各样的检查，始终没发现太大的问题。

由于始终检查不出问题，再加上很多医生对于肠易激综合征不重视，导致很多肠易激综合征患者被误诊或漏诊，他们陷入了一个恶性循环，不停看病，不停做检查，但肚子的不舒服却始终没有停止。由于长期饱受各种不适的折磨，使得患者同时有失眠、焦虑、抑郁、头昏和头痛等症状。

为什么肠子会这么敏感

肠易激综合征的发生机制非常复杂，像胃肠运动障碍、内脏高敏感性、肠道感染、自主神经功能紊乱、肽类激素分泌异常、心理社会因素均在肠易激综合征的形成中发挥着重要作用。

研究发现，肠易激综合征患者可以发生多种胃肠动力紊乱。举个简单的例子，对于正常人来说，无论吃什么，胃肠动力始终保持着相对稳定的状态，既不是太强，也不是太弱；但是对于肠易激综合征的患者来说，如果进食敏感食物，在饮食的刺激下，胃肠动力会突然增强或减弱，增强导致的结果是腹泻，减慢导致的结果是便秘。

与正常人相比，肠易激综合征患者的内脏更加敏感，稍有风吹草动，患者就可能出现明显的不适，证据显示，肠易激综合征患者有内脏和皮肤的痛觉过敏。

菌群失调，肠道发生感染，有害菌过度生长，也会增加肠易激综合征的发病风险。有证据显示，这是广泛分布于肠道黏膜和黏膜下层的肥大细胞在作怪，肥大细胞不仅参与免疫调节，还会诱发过敏反应。

在我们的身体里除了中枢神经系统以外，还有一个自主神经系统，自主神经不受人的意志支配，它可以直接或间接调节内脏器官的功能活动，维持机体内外环境的平衡。一旦功能紊乱，即可导致内脏功能活动的失调。自主神经又分为交感神经和副交感神经，交感神经过度兴奋，肠蠕动增快，会导致腹泻的发生；副交感神经过度兴奋，肠蠕动减慢，则会导致便秘。而肠易激综合征患者容易出现自主神经功能异常。

我们的身体能够分泌很多肽类激素，如果你对这个名词很陌生，那么在说到 5- 羟色胺、胆囊收缩素、生长抑素、血管活性肠肽、P 物质的时候，你一定能认识其中的一种或多种，其实这些都属于肽类激素。我们身体里被发现的肽类激素达 60 多种，这些肽类物质不仅存在于中枢神经系统，也分布于胃肠道，所以被称为脑肠肽。对于肠易激综合征患者而言，他们身体里的肽类激素往往是分泌异常的，激素分泌异常会导致患者肠道更加敏感。

有人说肠易激综合征患者更易出现心理障碍，特别是出现焦虑和抑郁的概率显著高于正常人，也有人说，罹患心理疾病的人更易发生肠易激综合征。到底谁影响谁，这个答案其实并不重要，重要的是，两者之间存在紧密的关联。

如何确诊肠易激综合征

肠易激综合征是一种功能性肠病，如果不能被及时发现和治疗，那么患者将会承受疾病带来的巨大痛苦，甚至严重影响生活和工作。

如何确诊肠易激综合征呢？我来带大家了解一下在诊断肠易激综合征方面的罗马 IV 标准：

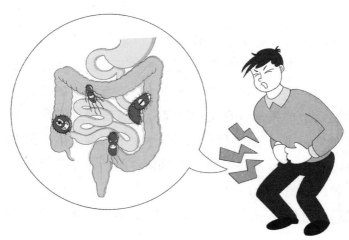

（1）缺乏可解释症状的形态学改变和生化异常。

（2）反复发作的腹痛，近3个月内平均每周至少发作1日，伴有以下2项或2项以上：①与排便相关；②伴有排便频率的改变；③伴有粪便性状（外观）改变。要求诊断前症状出现至少6个月，近3个月符合以上诊断标准。

肠易激综合征不能被忽视

肠易激综合征不是一种罕见病，在欧美国家，成人肠易激综合征的患病率高达10%~20%，在我国，肠易激综合征的患病率在10%左右，而且以中青年居多，女性比男性更容易罹患此病。从数据上来看，肠易激综合征其实是一种常见病，由于这种疾病的发病机制复杂，再加上患者反复就医，所以看病花费并不少，与此同时，还会严重影响患者的生活质量。所以，无论是医生还是患者，都不能忽视这种疾病。

肠易激综合征不是癌症，但它引起的痛苦一点也不比癌症少。由于肠易激综合征的发病机制很复杂，所以肠易激综合征的治疗不仅包括药物治疗，还包括饮食治疗、心理和行为治疗。

肠易激综合征是无法被治愈的疾病，所以，如果你确定得了这种疾病，你要做的不是消沉，而是试着学会与这种疾病共同生活。

如何治疗肠易激综合征

肠易激综合征的患者特别痛苦，这种痛苦不仅有身体上的，还有心理上的，如害怕无助，感觉不被医生、亲人和朋友理解，让肠易激综合征患者深陷痛苦之中却又无法自拔。如何更好地治疗肠易激综合征呢？

　　我要说的是三种治疗方案，第一种是饮食治疗，这非常重要。如果吃的东西不对，很容易诱发肠易激综合征，如果根据自身情况积极改变饮食习惯，很多患者的症状完全可以得到改善，甚至不需用药干预。肠易激综合征的患者几乎都知道不进食油腻食物、不喝酒、不喝咖啡，但是在如何补充膳食纤维方面，他们却犯了愁，因为有的医生建议多吃蔬菜和水果，有的又不建议，到底该如何补充膳食纤维？我的建议是"低 FODMAP 饮食"，很多患者不知道这种饮食疗法，在下面的章节里，我会重点介绍。

　　第二种方案是药物对症治疗。比如有的患者是便秘型，那么可以使用促动力药和泻药，帮助患者缓解症状，提高他们的生活质量；有的患者是腹泻型，可以使用止泻药和抑制胃肠道动力的药物；由于肠道菌群失调与肠易激综合征的发病有关，所以肠易激综合征患者是可以服用益生菌的。

　　第三种方案是心理治疗。因为肠易激综合征患者不仅是肠子敏感，大脑也很敏感，心理因素发挥着至关重要的作用，所以给予抗抑郁药物和心理治疗，对患者的症状改善也有帮助。

　　无论应用哪种治疗方案，都要牢记的是：肠易激综合征更像是一种慢性病，这种病的治疗必须长期坚持，如果你"三天打鱼两天晒网"，不仅治疗效果大打折扣，病情还很容易反复。

肠子太敏感了，
不妨试试低 FODMAP 饮食

由于肠易激综合征的发生与饮食习惯、肠道感染、精神心理因素、内脏高敏感和胃肠动力学异常等因素有关，所以治疗它其实并不容易。患者期待从医生这里获得满意的答案，不仅仅是希望医生能给他们开处方药，还希望从饮食习惯上给予指导，如很多肠易激综合征患者关心每天究竟该吃些什么，有些则关心有哪些食物一点都不能吃。

很多医生的回答往往很含糊，他们会对患者说，你的肠道太敏感了，那么就不要吃得太油腻，应该清淡一些，多吃蔬菜和水果。可是很多患者依然困惑：明明按照医生的建议做了，为何还是不舒服？

根据粪便性状的不同，肠易激综合征又分为便秘型、腹泻型、混合型和未定型。便秘型患者可以多吃蔬菜和水果，增加纤维素的摄入量，而腹泻型患者，则需要减少纤维素的摄入。再比如，不同的肠易激综合征患者，敏感的食物种类也可能不同，有的人对油腻食物敏感，有的人对奶制品敏感，有的人对碳水化合物敏感，有的人则对咖啡或酒精敏感，所以不能一概而论。

所以作为医生，一旦你的患者确诊了肠易激综合征，你不仅要确定他属于哪种类型，还要针他的饮食种类列出一个详细的个体化方案。

饮食治疗对于肠易激综合征患者而言至关重要，随着研究的深入，科学家发现低 FODMAP 饮食方法能够明显减轻肠易激综合征患者的症状，这种饮食治疗获得的益处，甚至可以与药物治疗相媲美，那么低 FODMAP 饮食究竟是怎样的呢？

肠子太敏感，朋友变敌人

我们的肠道与别的部位不同，对于肠道功能好的人，高 FODMAP 饮食对肠道有益，食物会变成肠道的朋友；可对于肠道功能不好的人，高 FODMAP 饮食物肠道有害，它们会变成肠道的敌人。

对于罹患肠易激综合征的人而言，他们的肠道功能显然不太好，肠子相对普通人的更敏感，所以如果此时依然高 FODMAP 饮食，那么很容易引起肠道过度蠕动，导致肠道内的气体增加，由此引起的腹痛、腹胀和排便习惯改变会更加明显，这些症状不仅会带来不适，也会影响患者的生活和工作。

想想看，当你坐在公交车上，或是逛街的时候，肠道特别不舒服，你却找不到厕所，那种感觉该是多么无助和痛苦。当和同事一起聚餐，看到别人大快朵颐，你却这也不敢吃那也不敢吃，那种感觉你一定不想有第二次吧？

作为医生，我常常告诉肠易激综合征患者，肠易激综合征的发生与饮食密不可分，肠子太敏感，食物变敌人，所以饮食真的很重要。

首先我们需要理解的是"FODMAP"这个英文缩写，FODMAP 其实是四种糖的合称。其中，"F"代表的是"可发酵的"，英文全称是 fermentable；"O"代表的是"寡糖"，英文全称是 oligosaccharides；"D"代表的是"二糖"，英文全称是 disaccharides；"M"代表的是"单糖"，英文全称是

monosaccharides；"A"代表的是"和"，英文全称是And；"P"代表的是"多元醇"，英文全称是polyols。所以FODMAP饮食，其实就是可以发酵的寡糖、二糖、单糖和多元醇。

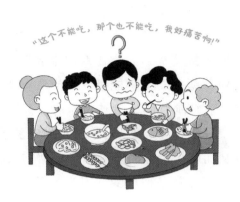

"这个不能吃，那个也不能吃，我好痛苦啊！"

可发酵的寡糖是一种什么糖

可以发酵的寡糖主要是果聚糖和低聚半乳糖，在我们吃的洋葱和大蒜里含有果聚糖，豆类食物中低聚半乳糖含量比较高。

发酵寡糖很难或不能被人体消化吸收，虽然带了一个糖字，但它几乎不提供能量。由于发酵寡糖类似水溶性植物纤维，所以它能够改善血脂代谢，也有利于促进肠道益生菌的生长，起到改善肠道微生态环境的作用。

但这些都是针对肠道健康的人而言，对于肠子敏感的人来说，如果进食太多可以发酵的寡糖，肠道细菌在利用这些寡糖的时候会分解产生大量的气体和乙酸、丁酸、丙酸等短链脂肪酸，这些反而会加重腹痛腹泻的症状。

可发酵的二糖是一种什么糖

二糖又名双糖，由二分子的单糖通过糖苷键形成，二糖里最典型的代表是乳糖，它是人类和哺乳动物乳汁中特有的碳水化合物，由葡萄糖和半乳糖组成。

我们摄入的乳糖主要在小肠吸收，通过小肠上皮细胞分泌的乳糖酶将其水解为葡萄糖和半乳糖，后通过细胞的主动转运而吸收。葡萄糖主要提供能量，而半乳糖以糖苷键结合于神经酰胺上，形成半乳糖脑苷脂，参与大脑的发育。

乳糖很重要，对于肠道健康的人来说，可以充分吸收和利用它，从而获得足够的能量和半乳糖脑苷脂。但是对于肠子敏感的人来说，乳糖可是一种噩梦。因为肠子敏感的人，身体里常常缺少能分解乳糖的酶，进食乳糖后，很容易出现乳糖不耐受，大量的乳糖进入肠道，在肠内细菌的作用下，产生气体和短链脂肪酸，进一步加重了腹痛、腹泻的症状。

可发酵的单糖是一种什么糖

单糖就是不能再水解的糖类，果糖是最常见的单糖，可以发酵的单糖主要存在于水果中，家庭里常用的白糖和红糖也属于单糖。人体可以从水果中直接摄入果糖。小肠吸收果糖，然后将它送到肝脏转化成葡萄糖。但是小肠吸收果糖，其实和吸收乳糖一样，也需要一种特殊的中间转化者，这就是果糖载体。如果缺少果糖载体，就会导致果糖吸收不良。果糖吸收不良时常常会引起腹胀、产气、肠痉挛和腹泻。

苹果、梨、杧果、桃和西瓜相对于其他的水果，果糖的含量更高。像香蕉、榴梿、菠萝、橘子、猕猴桃、草莓等水果中含有的果糖较少。

肠易激综合征患者在选择水果时，要注意不能选择高果糖的水果。

可发酵的多元醇是一种什么醇

说到多元醇，很多人会觉得特别陌生，但是如果说到木糖醇、山梨糖醇，相信你一定不会陌生了。我们在超市里经常购买的木糖醇口香糖，就含有木糖醇。多元醇是一种甜味剂，因此我们在咀嚼木糖醇口香糖的时候会感到嘴里有甜味。另外，水果和蔬菜中其实也含有多元醇。

多元醇的分子量很大，而小肠能吸收的都是营养小分子，所以多元醇抵达小肠以后，小肠无法吸收它。肠易激综合征患者如果摄入了多元醇，很快会引起消化不良的症状，导致腹痛腹泻。像苹果、杏、梨、黑莓、西梅、西瓜等水果中都含有较高的多元醇，另外花椰菜、蘑菇和荷兰豆里也含有较高的多元醇。

至于香蕉、榴梿、葡萄、蜜瓜、杧果、草莓、橘子里含有的多元醇则比较少。除了花椰菜、蘑菇和荷兰豆之外，其他的蔬菜总体含有多元醇都不多。

低 FODMAP 饮食究竟要坚持多久

低 FODMAP 饮食疗法是由澳大利亚莫纳什大学的研究人员研发的，它是有科学依据的肠道饮食治疗方案，目前在欧美，低 FODMAP 饮食疗法已经成为肠易激综合征患者的首选治疗方案。近些年的研究表明，坚持低 FODMAP 饮食能改善 50%~80% 肠易激综合征患者的症状。2013 年，汇集了世界各国医学专家的罗马基因会将低 FODMAP 饮食疗法认定为最安全有效的肠道问题治疗方法。

所以作为消化科医生，我们也一定要充分了解这种饮食疗法，当患者问你饮食该如何注意的时候，不要再含糊其词。在治疗肠易激综合征方面，低 FODMAP 饮食虽然有效，但是很多患者还是有这样的疑问，这种饮食疗法究竟要坚持多久？

我们可以将低 FODMAP 饮食分为三个阶段，第一个阶段是严格限制期，这个阶段由于肠道不适症状非常明显，建议严格控制饮食，从食谱上剔除所有的高 FODMAP 食物，这个阶段最好能坚持八周左右的时间。

第二个阶段是重新引入阶段，试着重新引入一些高 FODMAP 食物，最好一周只引入一种食物，从很小的剂量开始，逐渐增加剂量。如果增加剂量后没有触发肠道的不适，就可以将这种食物加入到食谱里了。如果进食后出现肠道不适，那么找到一个适合自己的量，比如苹果，吃四分之一没事，吃半个有症状，那么最适合你的量就是四分之一，如果一开始吃一点就有不适，建议你剔除这类食物。

第三个阶段是稳定阶段，你已经对身边所有的食物了如指掌，你知道哪些食物能吃，哪些不能吃，以及吃多少，你选择的食物和你的肠道之间形成了默契，这让你的肠道不适症状大大减轻，你只需坚持下去即可。

谷物和谷物制品

高 FODMAP	低 FODMAP
小麦、大麦、黑麦、大豆和大豆制品、豌豆、芸豆、鹰嘴豆、荷兰豆、扁豆、红豆、意大利面、拉面、乌冬面、挂面、包子、馒头、面包、饼干、比萨	大米、小米、高粱、燕麦、荞麦、土豆、米粉、燕麦片、荞麦面、魔芋面、玉米面、玉米淀粉、红薯粉、土豆粉等

水果

高 FODMAP	低 FODMAP
苹果、桃、西瓜、杏、葡萄柚、荔枝、柿子、牛油果、木瓜、樱桃、西梅、石榴、黑莓、杧果、梨	香蕉、菠萝、草莓、椰子、葡萄、猕猴桃、橙子、橘子、柠檬、火龙果、榴梿、蓝莓、阳桃、圣女果

蔬菜

高 FODMAP	低 FODMAP
大蒜、洋葱、韭菜、苦瓜、葱（包括大葱和小葱）、西芹、芦笋、朝鲜蓟、花椰菜、蘑菇	茄子、豆芽、胡萝卜、菠菜、香菜、白菜、竹笋、白萝卜、南瓜、黄瓜、番茄、辣椒、秋葵、生菜、西蓝花、香芹、甘蓝、莴苣

乳制品

高 FODMAP	低 FODMAP
牛奶、羊奶、酸奶、冰激凌、乳制甜品、牛奶布丁、奶油、软干酪	无乳糖牛奶、无乳糖羊奶、无乳糖酸奶、布里干酪、切达干酪、菲达奶酪、蜂窝奶酪、马苏里拉奶酪、戈贡左拉奶酪、黄油

饮料

高 FODMAP	低 FODMAP
由高 FODMAP 水果制作的果汁、碳酸饮料（可乐、雪碧等）、乌龙茶、蒲公英茶、奶茶、菊花茶、咖啡、苹果酒、波特酒、朗姆酒	由低 FODMAP 水果制作的果汁（不能过量）、红茶、绿茶、白茶、薄荷茶、伏特加、金酒、白酒、龙舌兰酒、白兰地（不能过量）、矿泉水

调料

高 FODMAP	低 FODMAP
蜂蜜、苹果酱、绿芥末、烧烤酱、咖喱酱、甜味剂（包括玉米糖浆、果葡糖浆、山梨糖醇和木糖醇）	米醋、蚝油、黄芥末、辣椒粉、酱油、花生酱、胡椒、八角、薄荷酱、酵母、芝麻

果糖吸收不良和果糖不耐受，大部分人都弄错了

乳糖和果糖都属于糖，乳糖是典型的二糖，而果糖则属于典型的单糖。相对于果糖而言，人们更关注乳糖的吸收，如果身体里缺少能分解乳糖的酶，则容易导致腹痛、腹泻等症状，医学上称之为乳糖不耐受。

你可能非常了解乳糖不耐受，可是果糖吸收异常，却很少有人关注。几乎所有的水果都含有果糖，除了水果以外，蜂蜜和玉米糖浆中也含有果糖，果糖还经常被当成甜味剂加入果汁和其他食物中，毫不夸张地说，你可能每天都在摄入果糖，但是很少有人会关注大量摄入果糖后引起的不良反应。

我的患者小吴，28岁，为了减肥，他决定做一名素食主义者，为了缓解饥饿感，小吴每天都要吃很多水果，但他发现，吃进去的水果似乎很难被消化吸收，他总是感到腹痛、腹胀和腹泻。

　　难道我不能再吃水果了吗？小吴来到医院就诊，他怀疑自己对水果过敏。我告诉小吴，他罹患的根本不是水果过敏，其实是果糖吸收不良。

什么是果糖吸收不良

　　无论是乳糖还是果糖，其实只要在小肠里被吸收就能保证身体安然无恙，但是某些原因导致小肠不能吸收乳糖和果糖，一切就会变得很糟糕了。当不能被小肠吸收的乳糖和果糖来到大肠这个细菌的"天堂"后，细菌便疯狂享受着糖的"盛宴"。在细菌的作用下，糖被分解成二氧化碳、氢气和短链脂肪酸，大量气体会引起腹胀，未被消化的糖和短链脂肪酸一起使肠道渗透压增加，流入肠道的水分增加，于是导致了腹泻。

　　新的问题来了，乳糖来到大肠是因为缺少乳糖酶，那果糖呢？

　　原来，果糖的吸收需要葡萄糖转运蛋白的参与，如果小肠里缺少葡萄糖转运蛋白或者短时间内摄入大量果糖导致葡萄糖转运蛋白超负荷运作，果糖的吸收就会出现障碍，于是不能被吸收的果糖就会越过边境线，来到大肠的领地。医学界把这个过程称为果糖吸收不良。

　　葡萄糖转运蛋白是细胞转运葡萄糖的载体，目前已经发现的葡萄糖转运蛋白一共有五种，我们可以用葡萄糖转运蛋白1、2、3、4、5来称呼它们。葡萄糖转运蛋白1存在于人体所有的组织中，主要是调节葡萄糖的摄取；葡萄糖转运蛋白2在血液葡萄糖正常时不工作，只在葡萄糖升高的时候才发挥载体功能；葡萄糖转运蛋白3负责将葡萄糖从脑脊液转运到神经元里；葡萄糖转运蛋白4能促进餐后葡萄糖进入骨骼肌和脂肪细胞里储存；葡萄糖转运蛋白5存在于小肠里，它是果糖转运体。

由此可见，在这些葡萄糖转运蛋白里，与果糖吸收有关的是葡萄糖转运蛋白5，如果小肠里的葡萄糖转运蛋白5能够正常工作，每天能够转运的果糖量为25克。对于果糖吸收不良的患者，有两种可能，一种是葡萄糖转运蛋白5的含量很低，另一种是果糖摄入过多，导致转运蛋白不堪重负。其实果糖吸收不良的发生率很高，在欧美，成人果糖吸收不良的发生率高达45%，如果罹患肠道疾病，比如克罗恩病、肠易激综合征等，成人果糖吸收不良的发生率可以高达60%。

什么是果糖不耐受

说到果糖不耐受，很多人会将其与果糖吸收不良联系在一起，在大家看来，果糖不耐受，就是果糖吸收不良，其实两者完全不同。

对于果糖吸收正常的人群，经过小肠吸收后，果糖很快进入门静脉血供，肝血中的果糖在第一阶段就会被清除，主要在肝细胞中完成代谢。

果糖不耐受的患者，往往存在1-磷酸果糖醛缩酶B基因突变，基因突变会导致酶缺乏或活性减低，于是不能被分解的1-磷酸果糖在肝脏里大量堆积，进而导致肝脏其他酶的活性受到抑制，包括磷酸化酶、果糖二磷酸酶、肝醛缩酶和果糖激酶，酶活性被抑制导致肝糖原分解和糖异生都发生障碍，于是很容易出现低血糖。1-磷酸果糖还会在肝脏、肾脏和肠道中堆积，进而会造成慢性损害。所以果糖不耐受的患者常常出现腹泻、体重不增、肝肾衰竭、黄疸和腹水。

了解了果糖不耐受发生的机制，我们很容易得知，这种疾病由酶先天性缺乏所致，小肠能够正常吸收果糖，只是到肝脏里果糖无法被进一步分解而已。

果糖吸收不良的危害

果糖吸收不良会导致腹痛、腹胀和腹泻等不适症状的发生，这些症状让罹患此病的人特别痛苦，更糟糕的是，罹患果糖吸收不良的人群，还很容易出现肠道菌群紊乱。因为果糖会让有益菌的数量减少，增加有害菌的数量，细菌分解果糖产生的大量气体还会趁机挤压大肠和小肠的边防站——回盲瓣，一旦回盲瓣被打开，有害菌将趁机进入小肠，引起小肠细菌过度生长。罹患果糖吸收不良的人群，如果长期没有发现，症状反复发作，还很容易导致叶酸和锌元素的吸收异常。

如果你本身就有肠易激综合征、克罗恩病或溃疡性结肠炎，又进食大量富含果糖的食物，果糖吸收不良还会进一步加重病情，让你苦不堪言。由此可见，即便是水果，也不是多多益善。葡萄糖转运蛋白 5 每天能够转运的果糖量为 25 克，如果超过这个量，就会引起果糖吸收不良。

虽然所有的水果都含有果糖，但是有的水果含量高，有的含量则比较低。果糖吸收不良的人群在选择水果时要格外注意，一般来说，香蕉、葡萄和草莓果糖含量很低，苹果、白桃和西瓜果糖含量很高。果糖吸收不良不属于酶缺乏疾病，所以只需要低果糖饮食即可，无须完全避免。但如果你果糖不耐受，就需要完全避免摄入果糖了，这类患者由于酶缺乏，即便进食一点点果糖，也有可能出现严重的不良反应。

乳糖不耐受，
是不是不能再喝牛奶了

　　45岁的李先生一个月前开始总是出现腿部抽筋，去医院检查后，医生说他缺钙，于是李先生就开始喝牛奶补钙。但他发现，自己一喝牛奶就腹泻，他在网上搜了一下，得知这是乳糖不耐受，所以李先生来医院想开点药，看看能不能补充一点乳糖酶。

　　事实上，随着人们对乳糖不耐受越来越重视，越来越多的人开始自测自己有没有乳糖不耐受，方法很简单，那就是喝牛奶。但是喝牛奶后出现腹泻，就一定能诊断为乳糖不耐受吗？

　　通过检查，我告诉李先生他并没有乳糖不耐受，李先生困惑地望着我："医生，你说我没有乳糖不耐受，可为什么我一喝牛奶就腹泻啊？"

　　事实上，导致李先生一喝牛奶就腹泻的原因，其实是牛奶过敏。按照李先生的自述，他从小就是过敏体质，对花粉、虾、蟹和坚果都过敏，长大后他注意远离这些事物，所以一直相安无事。李先生说自己并不知道对牛奶过敏，要不是最近检查出缺钙，他不会喝牛奶的。喝牛奶之后，他不仅有腹泻，还伴有皮肤瘙痒，甚至有湿疹出现。

　　牛奶过敏，其实是对牛奶里的蛋白质过敏。牛奶过敏和乳糖不耐受是两种完全不同的疾病，牛奶过敏是免疫系统对牛奶里的蛋白质产生了过度反应，乳糖不耐受，则是乳糖的吸收出现异常，但很多人容易把两者混淆。

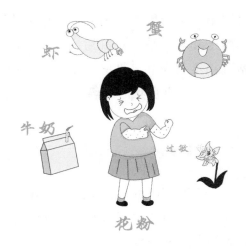

虾

蟹

牛奶

花粉

过敏

乳糖不耐受会导致哪些症状

乳糖是人类和哺乳动物乳汁中特有的碳水化合物，是由葡萄糖和半乳糖组成的双糖，葡萄糖和半乳糖容易被肠道吸收，对人体而言，这是至关重要的能量来源。但是乳糖变成葡萄糖和半乳糖，这其中需要一种至关重要的酶，那就是乳糖酶。乳糖必须经过乳糖酶的水解，才能变成葡萄糖和半乳糖。

想想看，如果乳糖酶缺乏呢？本该在小肠被消化吸收的乳糖，由于缺少乳糖酶的水解，不得不抵达下一站——结肠。我们的结肠里拥有一个庞大的肠道菌群，在成千上万细菌的作用下，乳糖被分解发酵，产生了氢气、二氧化碳和短链脂肪酸，大量的气体会引起腹胀、排气增多的现象，乳糖和其发酵产物还会导致肠道渗透压升高，渗透压可以让水分从浓度低的一侧移向浓度高的一侧，肠腔里的水分增多，就会引起腹胀、腹痛甚至腹泻的现象。

医学界把这种由于乳糖酶缺乏导致的异常现象，称为乳糖不耐受。但也有一些人群，虽然有乳糖酶活性降低或缺乏，但是并没有任何不适，这时则不能称为乳糖不耐受，只能称为乳糖吸收不良。很多人把乳糖不耐受和乳糖酶缺乏混淆成一个概念，这是不对的，乳糖酶缺乏包括乳糖不耐受和乳糖吸收不良，即便有乳糖酶缺乏，也可能毫无症状，只有在有症状的时候才能称为乳糖不耐受。

乳糖酶为什么缺乏

乳糖酶是存在于哺乳动物小肠黏膜微绒毛膜表面的一种双糖酶，乳糖酶之所以会缺乏，无外乎三种原因：原发性乳糖酶缺乏、继发性乳糖酶缺乏和先天性乳糖酶缺乏。

原发性乳糖酶缺乏，是指当宝宝刚出生的时候，乳糖酶的活性正常，但随着年龄的增长，乳糖酶的活性逐渐降低，甚至完全消失。举个简单的例子，很多人小时候喝母乳或牛奶时没有任何异常，但长大成人后，喝乳制品时出现乳糖不耐受的现象，这种情况属于原发性乳糖酶缺乏。由于这种现象在成人里特别常见，所以又称为成人型乳糖酶缺乏，也是乳糖不耐受中最常见的一种类型。

继发性乳糖酶缺乏主要见于一些疾病，如各种感染性疾病和克罗恩病，这些疾病导致小肠黏膜的微绒毛被破坏，乳糖酶失去了赖以生存的土地，也会出现乳糖酶缺乏，但这种缺乏是暂时性的，如果疾病可以得到有效控制，小肠微绒毛得以修复，乳糖酶的分泌便能很快恢复正常。

先天性乳糖酶缺乏是最严重的一种类型，它是一种基因缺陷性疾病，是从婴儿开始就出现乳糖酶缺乏，患者自身无法分泌，所以它和前两种是完全不同的。

乳糖酶缺乏的危害

乳糖酶缺乏，最严重的危害是不能分解乳糖，如果长时间出现乳糖不耐受，产生的一系列症状不仅严重影响日常生活，更糟糕的是，剧烈腹泻还会引起水电解质紊乱，导致严重的脱水，甚至会危及生命。

对于成人来说，由于摄入的食物种类很多，即便出现乳糖不耐受，可能也不会导致营养不良，但对于长期依赖母乳、牛奶等乳制品的婴幼儿来说，长期的乳糖不耐受会影响孩子的生长发育。这是因为乳糖分解产生的葡萄糖是重要的能量来源，半乳糖则是构成脑及神经组织糖脂质的成分，为婴儿脑发育的必需物质。乳糖还是矿物质的载体，能够促进矿物质特别是钙的吸收，对于乳糖不耐受的孩子，发生佝偻病和贫血的风险更高。

乳糖酶除了分解乳糖之外，还能够制造低聚糖，低聚糖属于膳食纤维，也是公认的益生元，能够促进益生菌的生长，是调节肠道菌群的重要物质。

乳糖不耐受，是不是不能再喝牛奶了

一喝牛奶就腹痛、腹胀、腹泻，得了乳糖不耐受，是不是不能再喝牛奶了？如果能找到乳糖酶缺乏的原因，事实上，治疗起来也并不困难。

大多数人属于原发性乳糖酶缺乏，随着年龄的增长，乳糖酶的活性逐渐降低。你可以这么理解，小时候乳制品喝得多，但是随着年龄的增长，摄入的食物种类越来越多，于是对乳制品的需求量越来越少，甚至不再喝奶。由于漫长的时间里都没有乳制品摄入，乳糖酶就像生锈的机器一样，变得不再灵敏了。对于这种情况，并不需要完全禁止乳糖的摄入，只要适当减少，找到适合自己的量即可，比如有的人喝 500 毫升牛奶才会出现乳糖不耐受的症状，那么只要小于这个量就可以。所以，即便出现乳糖不耐受，也不意味着不能再喝牛奶，只是饮用量上要把握好。

对于继发性乳糖酶缺乏，最主要的是治疗原发疾病，将这些原发病控制稳定后，乳糖不耐受的症状自然会缓解。

最可怕的是先天性乳糖酶缺乏，这是一种基因缺陷性疾病，只能终身禁用乳糖。

无乳糖牛奶和乳糖酶产品

人乳中含有 7% 的乳糖，牛乳中含有 4.7% 左右的乳糖。乳糖虽然是乳制品中重要的营养物质，但不是唯一的营养物质，乳制品中富含的蛋白质、维生素、微量元素同样是人体重要的营养物质。对于成人来说，不喝乳制品，还可以从别的食物获取这些营养，但对于婴幼儿来说，乳制品则是主要的营养来源。

为了解决乳糖不耐受的问题，很多厂家推出了无乳糖的乳制品。也有人会问，既然乳糖不耐受是乳糖酶缺乏，那么可不可以补充乳糖酶呢？

目前国际市场售卖的乳糖酶产品，一种是乳酸克鲁维酵母制备的乳糖酶，另一种是米曲霉制备的真菌乳糖酶。乳糖酶日摄入量不受限制，已由 FDA（美国食品药品监督管理局）和 JACFA（食品添加剂专家联合委员会）等权威评审机构确认为安全物。但是乳糖酶归根结底是一种酶，它在经过胃的时候很容易被胃酸破坏，而且乳糖酶由于生产成本高，所以也非常昂贵，这些都决定了乳糖酶的应用受限。

出现乳糖不耐受，可以补充益生菌

在出现乳糖不耐受的时候，补充益生菌后，乳糖不耐受的症状似乎可以缓解甚至是完全消失。

原来，很多益生菌，如双歧杆菌和乳酸杆菌能够分解发酵乳糖，这个过程只产生酸不产生气，而且不会增加肠道的渗透压，所以添加益生菌有利于缓解乳糖不耐受。鉴于益生菌有这种特殊的作用，很多厂家开始推出添加益生菌的发酵乳，因为益生菌的作用，使得发酵乳里的乳糖含量明显降低，所以口服含有益生菌的发酵乳，乳糖不耐受发生的概率会降低。

乳糖酶缺乏影响了全世界近三分之二的人，特别是亚洲人更易出现乳糖酶缺乏。由于大多数乳糖酶缺乏属于原发性乳糖酶缺乏，所以我们有很多种方法可以控制它，大家应该正确看待乳糖酶缺乏，并不是出现乳糖不耐受，就一定不能再喝牛奶了。

油腻的腹泻，竟然是这种疾病所致

55岁的老刘发现自己的大便特别油腻，特别是吃了油腻的食物后，这种现象更加明显，一天下来要跑四五趟厕所，大便上悬浮着一层油，有时候甚至能看到没有消化的肉，这是怎么回事？老刘觉得是自己的消化出现了大问题，因为他不仅大便特别油腻，整个人也越来越瘦，同时还伴有腹痛的现象。为了查明病因，老刘在家人的陪伴下来到医院，通过检查，我发现导致老刘大便油腻的罪魁祸首，其实是慢性胰腺炎。

大便不好，不应该是肠道的问题吗？怎么竟然查到了胰腺上面？老刘和家人特别不能理解，要想解开这个疑惑，我们首先要来了解下这种油腻的大便。

油腻的大便，其实是脂肪泻

油腻的大便，在医学上有一个专业的称呼，叫脂肪泻。并非所有的腹泻都属于脂肪泻，判断自己是不是脂肪泻，要满足两点，第一是你的确腹泻了，大便里水分的含量超过80%，而且一天下来大便超过了三次；第二是粪便色淡、量多、油脂状或泡沫状，有很浓重的恶臭味，很多严重的脂肪泻患者甚至发现自己在排便的时候有油滴下来。

之所以会出现脂肪泻，主要原因是油脂类食物不能得到有效分解，无法被小肠吸收，大量的油脂类食物来到大肠，导致了肠腔渗透压的升高，于是就导致了腹泻。

说到这儿，我们再回过头来看老刘的情况，当慢性胰腺炎来临的时候，会导致胰腺的功能异常。胰腺是重要的分泌腺，脂肪酶就是由胰腺分泌的。当胰腺无法分泌脂肪酶或者脂肪酶的分泌减少，就会导致小肠对脂肪的消化吸收不良。

其实不光慢性胰腺炎会引起脂肪泻，像胰腺萎缩、胰腺肿瘤、胰腺全部切除均会导致脂肪泻的发生，在进食油腻性食物后，这种现象会更加明显。

肝脏和胆道疾病也会引起脂肪泻

肝胆相照，这个成语很好地诠释了肝脏和胆囊之间的关系。肝脏分泌胆汁，然后胆汁在胆囊里储存，在进食的时候，胆汁离开胆囊进入小肠。胆汁对人体而言至关重要，如果没有胆汁，脂肪将不能被乳化，那么在进食大量油腻性食物后，也会出现脂肪泻。

肝脏及胆道疾病，如先天性胆道梗阻、胆管肿瘤、胆管结石、感染中毒性肝炎等肝胆疾病，均可能导致脂肪泻的发生。

除了胰腺疾病和肝胆疾病以外，由于脂肪最终被吸收的部位是小肠，所以如果这里出了问题，也会引起脂肪泻。比如小肠感染性疾病、小肠大部分切除、小肠绒毛萎缩等，导致小肠黏膜吸收面积减少，一些酶的缺乏，均可能影响脂肪的消化和吸收。

脂肪泻的危害

脂肪和蛋白质、碳水化合物一样，是人体必需的营养物质，长期的脂肪泻，很容易导致营养不良。脂肪泻的患者还会伴随脂溶性维生素和微量元素的缺乏，时间长了还会导致眼部疾病、佝偻病以及贫血。如果脂肪泻发生在儿童身上，由于营养物质的缺乏，会导致发育落后。

进食后患者脂肪泻更加严重，导致很多人害怕进食，甚至食欲缺乏。严重的脂肪泻，还会伴随腹胀、肛门坠胀，甚至肛门失禁。所以从长远来看，如果这个问题不解决，将大大影响患者的生活质量。

如何治疗脂肪泻

很多人在出现脂肪泻的时候一拖再拖，甚至自己到药店购买止泻药服用，殊不知，不正确的治疗方式，不仅不能让脂肪泻痊愈，反而有可能加重病情。

要想治疗脂肪泻，首先我们要找到导致脂肪泻的原因，这就需要你在发现大便异常的时候，及时到医院就诊，重点排查一下胰腺、肝胆和小肠是否出现了异常。找到病因后，只要及时治疗原发病，脂肪泻的现象才会得到缓解。

比如慢性胰腺炎导致的脂肪泻，医生会给予胰酶片治疗，这种胰酶片里往往含有脂肪酶，能够补充脂肪酶不足引起的脂肪泻；胰腺肿瘤、胆管结石、先天性胆道梗阻等患者，则往往需要外科手术的干预。脂肪泻的患者一定要记住最好不要饮酒，因为饮酒会加重脂肪泻，很多患者本来病情控制了，但就是由于饮酒，又诱发了脂肪泻。

脂肪泻患者在饮食上也要特别注意，由于脂肪泻在进食油腻性食物后更加明显，所以脂肪泻患者应该低脂肪饮食，同时还要高热量和高蛋白饮食，这样才能补充身体缺少的营养。脂肪泻患者要注意补充维生素，特别是维生素 A、维生素 D、维生素 K、维生素 E，因为这些维生素属于脂溶性维生素，在脂肪吸收异常时容易缺乏。长期脂肪泻的患者，肠道会更加敏感，所以要注意腹部的保暖，不要受凉，避免进食生冷和辛辣刺激性食物。

如果心态不够好，情绪会让你的肠道更加敏感，所以脂肪泻患者要保持好的心态，坏心情只会让你的腹泻更加严重。

反复脂肪泻，伴随排便次数的增多，患者的肛周皮肤更易出现红肿，甚至是溃烂，所以要注意肛周皮肤的护理。用软一点的纸巾，擦拭的时候动作轻柔一点，便后最好清洗一下肛周，以保持肛周皮肤的清洁。

小麦过敏，是不是要与小麦拜拜了

一名三岁的男孩在进食面包后突然出现呼吸困难和恶心呕吐，妈妈发现后赶紧将其送往医院。那时我刚成为一名实习医生，面对这种情况，我大脑一片空白，不知所措，耳旁一直响着家属的哭声："医生，你快救救我的孩子。"主任来了，护士长也来了，一群人围着这个三岁的男孩，抢救在有条不紊地进行着，万幸的是，经过半个小时的抢救，男孩转危为安。

事后，带教老师问我："你觉得刚刚那个男孩为什么会出现那种情况？"进食面包后出现的呼吸困难和恶心呕吐，难道是面包片误吸引起了窒息？事实上，根本不是这样，我支支吾吾说不出一个所以然来。带教老师则告诉我，刚才那个男孩，其实是发生了严重的食物过敏。

男孩病情稳定后，随即被转入变态反应科进一步查找过敏原，结果显示，男孩之所以会有如此严重的过敏反应，其实是因为小麦。几乎所有的面包里都含有小麦面粉，对于耐受小麦的人来说这是美食，可对于小麦过敏的人来说，这就是噩梦。

🔬 小麦过敏，不是罕见病

小麦过敏常常发生在儿童时期，Goldstein（戈德斯坦）在1969年首先报道了儿童小麦过敏病例，从那时开始，人们开始重视小麦过敏。当越来越多的小麦过敏病例涌现，人们发现，小麦过敏根本不是一种罕见病，世界上很多国家的儿童都饱受小麦过敏的困扰。比如在美国、德国、芬兰和日本的儿童中，小麦是第三大常见的食物过敏原。在我国，小麦过敏的发生率同样不低，来自北京协和医院的调研数据显示：对于严重过敏反应，食物诱因占77%，小麦为元凶，占到总诱因的37%。在小麦等谷物导致的严重过敏反应中，运动诱发的比例可达25.5%，显著高于非谷物诱因病例的4.6%。

由此可见，小麦过敏不是罕见病，作为父母，一定要重视小麦过敏，在孩子进食含有小麦的食品时，要密切观察他的反应，在出现过敏反应的时候要警惕小麦过敏。

🛡 小麦过敏的表现

小麦过敏导致的临床症状形形色色，有些患者表现出胃肠道症状，如腹痛腹泻和恶心呕吐；有些患者表现为呼吸系统症状，如流涕、鼻塞、咳嗽、喘息、胸闷及呼吸困难等；有些患者则表现为典型的皮肤症状，如反复湿疹、荨麻疹、血管性水肿、皮肤瘙痒等；还有的患者表现出更为严重的过敏反应，这种

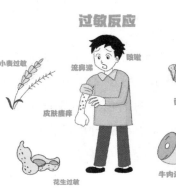

反应常常在运动后诱发。

小麦依赖运动诱发的严重过敏反应是小麦过敏的一种特殊表现，表现为摄入小麦 1~6 小时后进行体育锻炼，患者出现呼吸困难和过敏性休克等严重过敏反应。这种情况如果得不到及时有效的处理，患者会在短时间内丧命。

为什么会出现小麦过敏

作为三大谷物之一的小麦，它的营养价值非常丰富，小麦里富含碳水化合物、脂肪、蛋白质、粗纤维、钙、磷、钾、维生素 B_1、维生素 B_2 及烟酸等成分。现实生活里，很多食物都含有小麦成分，小麦磨成面粉后可制作面包、馒头、饼干、面条等食物，发酵后可制成啤酒、白酒。

小麦里含有这么多的营养成分，但主要的致敏原是蛋白质，简称致敏蛋白。小麦中含有多种致敏蛋白，根据溶解度的不同，又分为水溶性蛋白和非水溶性蛋白。水溶性蛋白包括清蛋白和球蛋白，非水溶性蛋白包括醇溶蛋白和谷蛋白。

既然小麦里富含的蛋白质是主要的致敏原，为何有的人在进食小麦制作的食物后出现严重的过敏反应，有的人却一点反应都没有呢？

原来，导致小麦过敏的因素非常多，遗传因素、是否母乳喂养、首次接触小麦的年龄均与小麦过敏密切相关。拿遗传因素来说，如果儿童的父母有小麦过敏史，特别是母亲如果有小麦过敏史，那么她的孩子罹患小麦过敏的风险会特别高；纯母乳喂养相对于人工喂养的儿童，发生小麦过敏的风险会更低，因为母乳喂养能促进儿童胃肠道和免疫系统的发育。

至于首次接触小麦的年龄，有研究发现，在儿童可以添加辅食的时候，越晚给予小麦，发生小麦过敏的风险越高。

🔬 如何确定小麦过敏

小麦过敏以 IgE 介导的 I 型变态反应为主，IgE 又称为免疫球蛋白 E，这是一种与过敏性疾病相关的免疫球蛋白，正常人血液里的 IgE 含量极低，如果 IgE 含量明显升高，则要警惕过敏。

目前诊断小麦过敏，主要是依据接触小麦后 2 小时内出现典型的过敏症状，同时结合血液 IgE 检测和皮肤点刺试验。一旦确诊小麦过敏，医生会建议停止食用含有小麦的一切食物，对于已经发生过敏反应的患者，还需要进行紧急处理，主要是抗过敏治疗，严重的过敏性休克患者甚至需要使用肾上腺素来治疗。

只要发生一次过敏反应，父母必须引起高度重视，不要以为这一次是意外情况，如果不注意，下一次在进食含有小麦的食物后，依然会诱发过敏反应。从长期打算，脱敏疗法是不错的选择，比如治疗小麦过敏可科学地逐步增加小麦的摄入量，以增强儿童对小麦的耐受。通俗来说，就是明明知道过敏，但用小剂量来刺激，最终让身体慢慢接受这种刺激，从而达到完全脱敏的效果。

小麦是一种美味的食物，由小麦制作的食物广泛分布在我们的生活里，如果不能吃小麦，该是一件多么痛苦的事情啊。很多父母担心，自己的孩子会一辈子与小麦无缘。

幸运的是，我们的身体本就是一个无与伦比的调节系统，随着年龄的增长，儿童的胃肠道和免疫系统不断发育成熟，小麦过敏的现象也会有所缓解，甚至完全对小麦产生食物耐受，所以小时候对小麦过敏，并不意味着长大后也不能再吃小麦。

鉴于自己家的孩子曾在进食小麦后出现过严重的过敏反应，很多父母担心孩子再次进食又会诱发，这种担心是不无道理的。为了确定孩子是否已经对小麦耐受，可以到医院进行食物激发试验，在医生的监护下完成试敏，会更加安全。

麸质敏感和小麦过敏是一回事吗

一个两岁的男宝宝，只要一吃面条、馒头等食物，就会出现腹泻的症状，更糟糕的是，和别人家的孩子比起来，不仅更瘦，身材还很矮小。

"医生，我家宝宝究竟是怎么了？是不是对面条、馒头过敏啊？"宝宝的父母焦急地问。

一吃面条、馒头就腹泻，这种类似的情况还发生在一个21岁的大学生身上。21岁的肖某老家在湖南，以米饭为主食，来到北方读书后，由于当地的主食以面食为主，所以肖某不得不入乡随俗。但他发现，一吃面食，自己就腹痛、腹胀，而且腹泻不断，如果改变饮食习惯，少吃面食，一切又会回归正常。这是怎么回事呢？相信很多人会首先想到，是不是食物过敏？

我在前面说过小麦过敏，的确，像面条、馒头等面食，主要是由小麦粉制作而成的，小麦过敏，主要是对其中的蛋白质过敏，但是小麦过敏，往往会更加严重，除了腹泻之外，常常伴有呼吸困难，皮疹，甚至过敏性休克。而上述两个患者，除了消化道症状之外，并没有其他的不适。

当然，到底是不是小麦过敏，还需要进一步检查。检查显示，上述两个患者，都罹患了同一种疾病，那就是乳糜泻，又称为麸质敏感性肠病。

🦠 麸质敏感和小麦过敏是两码事

虽然麸质敏感和小麦过敏的患者在进食小麦制成的食物后都可能出现腹泻，但两者却是两种完全不同的疾病。小麦过敏是一种过敏反应，是人体免疫系统将小麦中的致敏蛋白当成过敏源，使效应细胞脱颗粒，释放炎性介质，引发微血管扩张，血管通透性增加等一系列过敏反应；麸质敏感则是进食含有麸质的食物后，引起自身免疫反应，导致小肠黏膜萎缩，表现为乳糜样腹泻。所以两种疾病，一个是过敏性疾病，另一个是自身免疫性肠道疾病，完全不同。

在 1990 年以前，乳糜泻被认为是一种罕见疾病，但是随着研究的深入，科学家发现了越来越多的乳糜泻患者，于是认定乳糜泻根本不是一种罕见病，而是一种常见病。全世界很多人饱受乳糜泻的困扰，在欧洲、美国及澳大利亚，儿童乳糜泻的估计患病率为 3/1000~13/1000，在我国，浙江和江苏两省乳糜泻的发生率较高。

💓 麸质敏感有哪些表现

麸质敏感引起的症状主要分胃肠道表现和胃肠外表现。胃肠道的表现是腹痛、腹胀和腹泻，粪便通常量多且恶臭，还可能因为夹带空气而漂浮于水面。由于长期的腹泻，患者很容易出现营养不良，表现为体重减轻、严重贫血、骨质疏松，如果在儿童时期就饱受乳糜泻困扰，还会导致生长发育障碍、身材矮小、青春期延迟。

麸质敏感还会引起一系列胃肠外表现，如出现牙釉质发育不全、口腔溃疡、关节炎、肌肉酸痛、小脑性共济失调、反复头痛、周围神经病变等。之所以会出现这些异常，主要原因还是长期的乳糜泻导致患者对蛋白质、维生素、脂肪、钙等营养元素的吸收出现了异常。

由于乳糜泻常常累及儿童，一旦没有及时发现，后果会很严重，诊断延误会导致儿童出现严重的营养不良，甚至发生乳糜泻危象。它的主要表现是爆发性腹泻、腹胀、低血压、低蛋白血症和严重的代谢紊乱，乳糜泻危象的致死率很高。

乳糜泻是一种慢性腹泻，如果乳糜泻始终得不到有效控制，会给患者带来沉重的心理负担，让他们情绪更加紧张。随着时间的推移，甚至会合并严重的焦虑和抑郁。由此可见，乳糜泻其实是一种危害身心健康的疾病。

为什么会发生乳糜泻

发生乳糜泻的主要原因是遗传因素，如孩子的父母一方有乳糜泻的病史，那么他们的孩子罹患乳糜泻的风险也很高。随着基因技术的不断进步，科学家发现，99% 以上的乳糜泻患者携带 HLA-DQ2 和 (或)HLA-DQ8，由此可以判断，携带这些基因的人，罹患乳糜泻的风险会更高。

导致乳糜泻发生的另外一个重要因素是，患者对食物中的麸质和相关蛋白非常敏感。在进食含有麸质的食物后，患者的肠黏膜受损，肠道黏膜通透性增加，肠道绒毛萎缩，肠道菌群紊乱，免疫功能异常，这些都进一步加重了肠道症状。你也可以这么认为，麸质敏感是罪魁祸首，如果进食不含麸质的食物，就不会出现乳糜泻。

🩺 如何确诊乳糜泻

乳糜泻虽然很可怕，但医生决不会因为患者在进食面食后腹泻，就直接诊断为乳糜泻。确诊乳糜泻，不仅需要考虑患者的临床症状，有无家族史，还有很重要的一方面，就是系统的检查。这些检查，又包括血液抗体检查、基因检测和组织学活检。

血液抗体检查，主要是抽血查抗体，这些抗体包括抗肌内膜抗体、抗麦胶蛋白抗体、抗组织型转谷氨酰胺酶抗体和抗脱酰胺基麦醇溶蛋白肽抗体。

基因检测有助于判断患者是否为乳糜泻的高危人群，也可以进行 HLA 分型。

组织学活检则是诊断乳糜泻的金标准，一般是在小肠进行活检，活检后通过显微镜观察，判断有无肠绒毛萎缩、隐窝肥大、上皮内间隙和固有层的淋巴细胞浸润。

🩺 怎样治疗乳糜泻

看到这里，相信很多人都明白了，原来麸质敏感和小麦过敏是两码事。如果说小麦过敏还可以通过脱敏疗法，或是动态观察，或等待孩子长大后自愈，那么麸质敏感则是一种无法治愈的疾病，对于乳糜泻患者，医生的建议是终生无麸质饮食。

很多人认为终生无麸质饮食，不吃小麦就行了，其实不光小麦，像大麦和黑麦中同样含有麸质，所以这些食物都不能再吃。也有些食物，里面添加了小麦、大麦和黑麦的成分。如何来判断有无这些成分？我们在购买的时候要认真观察配料表，如果找不到这些成分，或是上面明确写着无麸质，那么大可放心食用。

　　由于麸质敏感问题出现在麸质上，所以只要无麸质饮食，问题往往迎刃而解，但很多患者在症状缓解后误认为自己已经好了，继续尝试食用含有麸质的食物，我在前面已经说过，麸质敏感是无法治愈的，如果不能坚持无麸质饮食，症状又会重新出现。

　　虽然乳糜泻患者不能再吃含有麸质的食物了，但还有很多食物是可以选择的，如乳制品、肉类、海鲜、鸡蛋、豆类、水果、蔬菜、玉米、大米、小米和高粱等食物，都是不含麸质的，这些食物完全可以放心食用。通过饮食改变，即便不吃含有麸质的食物，我们也可以摄取充足的营养，依然可以吃得很健康。

益生菌，真能用来治疗乳糜泻吗

　　到目前为止，治疗乳糜泻的最有效方式就是坚持无麸质饮食，但是研究发现，即便能长期坚持无麸质饮食，也有一部分乳糜泻患者的小肠黏膜病理改善并不明显，坚持无麸质饮食后，患者肠道症状缓解得也不明显，这又是怎么回事呢？

　　随着研究的进一步深入，有人提出在坚持无麸质饮食的时候，是不是可以通过服用益生菌的方式来帮助缓解乳糜泻，毕竟在治疗抗生素相关性腹泻、感染性腹泻和乳糖不耐受相关性腹泻方面，益生菌都能发挥意想不到的疗效。

　　这似乎是一个不错的提议，但真的有效吗？

肠道菌群和乳糜泻

乳糜泻是一种累及小肠的慢性自身免疫性疾病，它和肠道菌群之间能有什么关系呢？

随着研究的深入，科学家发现，肠道菌群和乳糜泻两者之间，可能存在着千丝万缕的联系。有些科学家认为，是乳糜泻加重了肠道菌群的失调，乳糜泻会引起慢性腹泻。长期腹泻的患者肠道内的菌群结构发生改变，长期腹泻给肠道制造了一个糟糕的环境，一旦肠道菌群紊乱，又会进一步加重腹泻的症状。

也有些科学家认为，是肠道菌群紊乱加重了乳糜泻。一种观点认为，肠道菌群在麦胶水解过程中发挥着至关重要的作用。还有一种观点认为，肠道菌群可能参与调节细胞因子环境，不利的菌群会增加乳糜泻患者对麦醇溶蛋白的免疫反应，从而导致乳糜泻的相关症状更加严重。

肠道黏膜屏障和乳糜泻

我们的肠道里有一条黏膜屏障，这条屏障对于肠道来说是天然的防线，由于肠道黏膜屏障的存在，使得麦醇溶蛋白很难通过这条屏障。但是对于乳糜泻患者来说，一切就变得不同了。研究发现，乳糜泻患者的肠道黏膜中肠上皮紧密连接的完整性被破坏，会促使麦醇溶蛋白跨越肠道屏障，进而激活肠道内免疫系统，加重肠道黏膜屏障的损害，会导致这条天然的防线逐渐变得漏洞百出。

肠道黏膜屏障与肠道菌群的稳定密切相关，只有完整的肠道黏膜屏障才能给肠道菌群提供一个更稳定可靠的生存环境，一旦这个屏障受损，肠道菌群会直接暴露在各种危险因素下，那么出现肠道菌群失衡的风险更高，而肠道黏膜屏障受损，肠道菌群失调，最终会导致肠道损伤加重，肠道炎症更加明显。

益生菌，真能用来治疗乳糜泻吗

肠道菌群是肠道微生态王国的最重要缔造者，这个庞大的王国，有太多的秘密等待着人类去探索，到现在人类对它的了解可能仅仅只是冰山一角。

我们不管究竟是肠道菌群紊乱加重了乳糜泻，还是乳糜泻加重了肠道菌群的紊乱，有一点是肯定的，当肠道菌群恢复平衡后，乳糜泻应该会往好的方面发展。而益生菌，作为肠道微生态王国的主宰，当然会被科学家作为重点研究的对象。目前用来治疗乳糜泻的益生菌，主要是双歧杆菌和乳酸杆菌。研究发现，这两种益生菌有助于乳糜泻患者肠道微环境的恢复，从而缓解乳糜泻患者的肠道症状。

联合治疗，效果可能更好

肠道菌群是让无数科学家感兴趣的研究对象，大量的研究发现，肠道菌群与人体多种疾病有关，这更是提高了科学家的探索欲。益生菌用来治疗乳糜泻，这给了乳糜泻患者一丝曙光，使得他们知道，原来在坚持无麸质饮食之外，还有一条崭新的路可以走。如果单独使用益生菌可以有效治疗乳糜泻，那么是不是可以放开饮食？毕竟含有麸质的食物充满诱惑力，在我们的生活中，麸质食物几乎无处不在。

遗憾的是，益生菌并不能单枪匹马来治疗乳糜泻，目前治疗乳糜泻，还是建议联合治疗，无麸质饮食依然是最重要的，除此之外，无麸质饮食与益生菌联合应用，不仅能下调参与乳糜泻发病的细胞因子，还可以改善肠道黏膜炎症反应的严重程度。

对于一部分坚持无麸质饮食依然效果不佳的患者，不妨尝试一下这种方法，也许能收到意想不到的效果。

新的展望

人类对于益生菌的研究从来没有停止过，目前市面上诞生了很多益生菌药物，如双歧杆菌四联活菌、凝结芽孢杆菌、丁酸梭菌活菌、布拉氏酵母菌等，这还不包括富含益生菌的发酵乳及各种保健品。

作为医生，我希望有更多的益生菌能够被开发出来，希望有一天，益生菌的稳定性更好，生命力更顽强，发挥的有益作用更强大，也许在治疗乳糜泻方面有更加意想不到的效果，能真正缓解患者的痛苦。

也有科学家指出，既然肠道黏膜屏障与肠道菌群密切相关，为什么不在开发益生菌的同时，开发一些能增加这条防御屏障作用的药物呢？

事实上，类似的研究一直在进行，我在讲述肠道黏膜屏障的时候，曾说过"紧密连接"，紧密连接是细胞间最重要的连接方式，在维持肠道屏障正常生理功能中发挥重要作用。因此，通过保护紧密连接增强肠道屏障就可以阻止未被有效降解的麸质蛋白进入肠黏膜固有层，从而能够缓解乳糜泻。

科学家目前一直在研究紧密连接的调节剂，相信在不久的将来，一定会有惊喜的发现。

饮食太单一，肠道在抗议

很多人的饮食结构非常极端，有些人是绝对的肉食主义者，他们只吃肉，蔬菜和水果碰都不碰；有些人则是绝对的素食主义者，他们只吃素，看到肉食，就将它们远远地推到一边。

肉食主义者认为肉能为人体提供脂肪、蛋白质和铁，吃肉能让身体更健康，那些平时不吃肉的人，不仅更瘦，还容易出现营养不良；素食主义者则认为，蔬菜和水果能为人体提供维生素、矿物质和膳食纤维，吃素更有助于保持身材，那些平时不吃素的人，不仅更胖，还容易出现糖尿病和心脑血管疾病。

在选择食物的时候，你考虑过营养，考虑过身材，考虑过心脏和大脑，但是你有考虑过肠道的感受吗？

高脂肪和高糖饮食与肠道菌群

我们肠道里所拥有的细菌种类高达 500 多种，不同的细菌喜欢不同的食物。如果饮食太单一，则让一部分细菌被断了口粮，如果你只是偶尔这么做，问题不大，但如果你长期这么做，肠道菌群的种类越来越少，肠道菌群的平衡被破坏，于是微生态开始失调。

不同的食物里含有的营养成分不同，有的食物主要含有高脂肪，有的食物主要含有高蛋白，有的食物主要含有膳食纤维，有的食物则主要含有糖。

高脂肪饮食会影响肠道菌群。研究发现，高脂肪饮食会导致乳杆菌属、双歧杆菌属以及拟杆菌－普氏菌属等细菌的含量减少。与此同时，一些可以产生硫化氢和内毒素的硫酸盐还原菌等明显增加，有关内毒素，我在前面的文章里已经说过了，内毒素是革兰氏阴性细菌细胞壁中的一种成分，也叫脂多糖。内毒素不仅会牢牢地嵌入细胞壁中，也会源源不断地向周围环境释放毒素，所以当内毒素增多的时候，不仅会破坏肠黏膜防御屏障，还会导致肠道通透性增加，大量的肠源性内毒素得以来到血液里，诱发全身系统的慢性炎症。

很多人特别爱吃甜品，像碳酸饮料、甜点、面包、冰激凌、巧克力和糖果中都含有很高的糖，多为单糖和双糖。那么，爱吃甜品的人，肠道菌群会有改变吗？

2019 年 8 月，刊载于 *Scientific Reports*（《科学报告》）上的一项研究发现：即使是短期（两天）的高糖饮食，也会导致肠道微生物多样性降低、短链脂肪酸减少、肠道通透性增加，并最终导致结肠炎更加易感。由此可见，特别爱吃糖的人，肠道菌群容易出现紊乱，这还真不是危言耸听。研究发现，爱吃糖的人，肠道内肠杆菌科和柔嫩梭菌的数量会升高，这些细菌属于有害菌，如果它们的数量增加，势必会挑战益生菌的王者之位。

🦠 蛋白质和膳食纤维饮食与肠道菌群

蛋白质同样会影响肠道菌群，根据蛋白质来源的不同，又分为动物蛋白和植物蛋白。蛋白质种类不同对于肠道菌群和代谢发挥着不同的调节作用。比如你特别喜欢豆制品，摄入的是植物蛋白，肠道内乳杆菌和双歧杆菌数量会增加；如果你爱喝牛奶或发酵乳制品，肠道内乳杆菌属和双歧杆菌的数量也会增加。当宝宝刚出生的时候，都建议母乳喂养，这是因为母乳中同样富含多种益生菌，这些益生菌有助于帮助宝宝建立肠道菌群。也有很多人不喜欢植物蛋白，也不喜欢乳制品，他们喜欢从肉中摄取蛋白，红肉和加工肉就是最常见的选择。但是红肉和加工肉不仅提供了蛋白质，也提供了很高的脂肪，这个时候，蛋白质对于肠道菌群的影响，其实就和高脂肪饮食相似了。

　　膳食纤维也能够调节肠道菌群。中国广西巴马因为长寿老人很多，所以被誉为长寿之乡。一项针对巴马地区百岁老人饮食结构和肠道菌群的研究发现，巴马地区的长寿老人摄取膳食纤维的比例显著高于对照地区的长寿老人，巴马地区高膳食纤维饮食能够降低来源于拟杆菌目和毛螺菌科的细菌丰度，提高瘤胃菌科的细菌丰富，瘤胃菌科的细菌会产生丁酸，丁酸能够抗炎，还能稳定肠道菌群。

肠道菌群由饮食决定

　　以色列魏茨曼研究所科学家曾在 Nature（《自然》）杂志上发表了一篇有关肠道菌群的研究，指出人体肠道菌群的构成主要由饮食和生活方式决定，遗传因素的影响很小。

　　随着研究的深入，科学家发现了越来越多的肠道菌群和饮食之间的关联。2017 年 8 月 25 日，Science（《科学》）杂志发表了一篇有关肠道微生物的研究，来自斯坦福大学医学院的一组研究人员针对坦桑尼亚哈扎部落群体的肠道微生物进行了研究分析，指出他们的肠道生态系统与这一人群季节性饮食变化一样，存在强烈的周期性。

　　坦桑尼亚的哈扎部落是一个与世隔绝的部落，至今他们仍然保持着男人狩猎、女人采集的生活方式，在不同的季节，他们的食物来源不同，饮食习惯也不同。在潮湿的雨季，他们会更经常地觅食浆果和蜂蜜，在干旱季节，因为更容易狩猎，所以他们的饮食以肉为主。

在这篇文章中，研究人员在 12 个月内从哈扎部落收集了 188 个人的 350 份粪便样本和饮食数据，通过基因组分析，以及以前研究的数据显示，坦桑尼亚哈扎部落人群干旱季节的肠道微生物组的微生物多样性要高于潮湿季节的多样性。由此可见，摄入食物的种类不同，长期饮食习惯的不同，其实深刻地影响着我们每个人身体里肠道菌群的结构和数量。

如果饮食结构过于单一，不仅肠道细菌的种类会减少，肠道菌群更易失衡，而且肠黏膜的生物防御屏障也会减弱，当肠黏膜通透性增加的时候，有害菌就会趁机远征，有害菌产生的毒素也会趁机入侵肠道以外的器官。所以，饮食单一的人，肠道免疫力会下降，人体更易感染有害细菌。

纯素食主义，对身体究竟是好是坏

你是素食主义者吗？不知从什么时候开始，吃素开始成为一种新的时尚。在很多人看来，无论是糖尿病、高血压还是癌症，这些都是"富贵病"，之所以发生率高，与长期不健康的饮食习惯密切相关。越来越多的人意识到绝对的肉食主义对于健康的危害，为了远离疾病，从开始尝试吃素到习惯吃素，素食主义者越来越多。另外，由于对身材的关注增加，素食主义者还想通过改变饮食结构来达到瘦身的目的。

但也有人提出了新的疑问，多吃素对健康一定是有益的吗？

32岁的刘女士是一名纯素食主义者，除了进食蔬菜和水果之外，她拒绝所有肉类，甚至连蛋类和乳制品也一并拒绝。她坚持素食已经整整三年的时间，虽说体重控制得很好，但脸色越来越难看。

刘女士来到医院检查，发现自己不仅有脂肪肝，而且还有贫血，进一步检查显示，刘女士所罹患的是缺铁性贫血。她以为坚持纯素食能预防诸多疾病，这是很多纯素食主义者的心理，他们认为纯素食是最健康的饮食，病从口入，所以只要管住嘴，就能离疾病更远。然而他们忽视了，只吃素其实也有弊端。

吃素，对健康有什么好处

素食主义者很少罹患高血压、糖尿病和冠心病，因为素食的食材里含有很少的脂肪，脂肪摄入的减少会降低上述疾病发生的风险。

素食食材还有一个极为重要的优势，那就是富含膳食纤维，膳食纤维是人体必需营养素，分为可溶性膳食纤维和不可溶性膳食纤维。可溶性膳食纤维包括果胶、β-葡聚糖、半乳甘露糖胶、菊糖和低聚糖，主要来源于果胶、豆胶、树胶和魔芋；不可溶性膳食纤维则包括纤维素、半纤维素和木质素，它们主要来源于麦麸、麦片、全麦粉、全谷类食物、豆类、蔬菜和水果。无论哪一种膳食纤维，都有促进肠道蠕动的作用，在我们的肠道内，还有一个庞大的微生态王国，膳食纤维作为肠道菌群的益生元，能促进益生菌的生长，减少有害菌的数量，所以坚持素食对于改善肠道微生态、预防便秘和大肠癌都有帮助。

在大肠癌的发病中，长期摄入高脂肪的肉类、饮食里缺少膳食纤维是重要因素，正因如此，越来越多的科学家呼吁，不能忽视膳食纤维的作用，要注意补充它。

除了能够促进肠蠕动之外，膳食纤维还具有吸附作用，它像个吸尘器一样，不仅能吸收肠道内过多的脂肪，还能够吸附多环芳烃等多种致癌物，这些有害元素的减少，对于维系身体健康至关重要。

吃素，对健康有什么坏处

坚持吃素对身体的确有益，但是有益的同时，也会带来一些坏处。

我们从肉类中能获得蛋白质、铁和维生素 B_{12}。蛋白质是生命的物质基础，是有机大分子，是构成细胞的基本有机物，没有蛋白质就没有生命。动物蛋白则属于优质蛋白质，虽然素食也能够提供蛋白质，比如豆类，但大多数植物中蛋白质含量较低，不足以为人体提供足量蛋白质。不仅肉类能提供优质蛋白质，蛋类和乳制品同样可以。遗憾的是，纯素食主义者将肉、蛋、乳制品全部拒之门外，缺少足够的蛋白质摄入，不仅会导致营养不良，还会导致消瘦、免疫力下降、骨质疏松等多种问题。

什么样的食物里含铁丰富？当然是肉类，虽然很多素食食材里也含有铁，比如菠菜，但是含铁量依然无法和肉类相比。对于宝宝来说，到了该添加辅食的年龄，如果不及时添加肉类，很容易罹患缺铁性贫血；对于成人来说，铁元素的摄入减少，同样容易诱发缺铁性贫血。所以，对于纯素食主义者而言，缺铁是另一个风险。

纯素食主义者往往缺少维生素 B_{12}，因为他们从素食食材中很难摄入这种营养素，维生素 B_{12} 主要存在于蛋、奶、肉等食物中，人体如果缺少维生素 B_{12}，容易出现贫血、食欲不振、消化不良，甚至出现头痛、记忆力减退和精神抑郁。还有研究发现，纯素食主义者血液里的同型半胱氨酸水平更高，这是因为分解同型半胱氨酸需要维生素 B_{12} 的参与，但纯素食主义者并不能从食物中获得足够的维生素 B_{12}，如果又没有其他的方式补充，缺少维生素 B_{12} 容易导致同型半胱氨酸水平升高，同型半胱氨酸升高会进一步损伤血管，诱发阿尔茨海默病。

虽然纯素食主义者出现大肠癌的风险降低了，但也有研究发现，除了大肠癌以外，纯素食主义者罹患其他癌症的概率并不比肉食者低。

很多人不知道的是，美国发明家、企业家、苹果公司联合创始人乔布斯就是一个坚定不移的素食主义者，根据《活着就为改变世界：史蒂夫·乔布斯传》记载，19 岁的乔布斯远赴印度旅行，从印度回国后，他就开始吃素。遗憾的是，在 2004 年的时候，乔布斯就被确诊患有胰腺神经内分泌肿瘤，虽然进行了手术切除，但是病情却不断发展，2011 年 10 月 5 日，史蒂夫·乔布斯病逝，享年 56 岁。

在很多人看来，只要坚持素食就一定不会得癌症，这样的观点显然不正确。

长期吃素，为什么也得了脂肪肝

长期吃素很容易导致营养元素的缺乏，但问题是，很多素食主义者到医院体检的时候竟也发现了脂肪肝。

32 岁的刘女士怎么都没想到，自己天天吃素，这么瘦，竟也会得脂肪肝！我告诉刘女士，素食主义者之所以会得脂肪肝，主要有四个原因。

第一个原因是蛋白质缺乏。我在前面说了，纯素食主义者容易出现蛋白质缺乏，人体的脂肪是在肝脏里转运的，脂肪肝顾名思义就是脂肪在肝脏内发生了异常沉积，肝脏转运脂肪需要蛋白质的参与。对于纯素食主义者来说，由于蛋白质摄入不足，使得肝脏无法转运脂肪，就会出现脂肪肝，这种脂肪肝被称为营养不良性脂肪肝。

第二个原因就是纯素食主义者为了控制身材吃得太少了，为了满足需求，身体不得不动用脂肪，脂肪动员增加导致大量的脂肪酸进入血液，脂肪酸被肝脏摄入，但是如果超过了肝脏的转运能力，也会导致脂肪沉积。

第三个原因是纯素食主义者往往摄入大量的果糖，大多数水果中都含有果糖，特别是果汁中果糖的含量更高，果糖同样经过肝脏代谢，超过了肝脏的承受能力，果糖就会转为脂肪沉积下来。

第四个原因是纯素食主义者虽然不吃肉、蛋、乳制品，但是在饥饿的驱使下，他们会进食更多的米饭、馒头、饼干、甜品、面包等，这些食物富含碳水化合物，如果碳水化合物摄入过多也会转为脂肪，最终在肝脏内沉积下来。

素食主义者究竟应该怎么吃

有关饮食与健康，最权威的就是营养学会，但是任何专业的营养学会，都不会推荐极端的饮食，尤其是纯肉食主义和纯素食主义。相对于极端的饮食习惯，营养学家一致认为营养均衡最重要。

素食，又包括严格素食（纯素食）和非严格素食。严格素食是指不能含有任何动物来源成分，包括肉、蛋和乳制品；非严格素食，只是不吃肉，但是并不会拒绝蛋和乳制品。严格素食的人更易出现营养元素的缺乏，而非严格素食者，由于蛋和乳制品能提供优质蛋白质、铁和维生素 B_{12}，他们出现营养不良的风险会低一些。如果你是素食主义者，从健康角度出发，建议你选择非严格素食。

素食主义者也要牢记，虽然有些食物没有添加任何肉、蛋和乳制品，但不意味着它们的热量一定会低，如摄入过多的甜品、面包、饼干等，由于这些食物富含碳水化合物，同样会导致热量摄入过多，反而对健康不利。

还有，素食主义者最好少喝果汁，建议多吃果肉，很多人把水果榨汁后，剩下的果肉就扔掉了，却不知道，果汁里除了含有很高的果糖，其实没什么营养，真正的营养成分，特别是膳食纤维，其实都在被扔掉的果肉里。

后生元，究竟是一种怎样的存在

益生菌、益生元、合生元，相信很多人都知道，但是后生元呢？后生元是一种与众不同的概念，它是对宿主健康有益的无生命的微生物和（或）代谢物、细胞组分、无细胞混合物的总称。这样的概念可能会让你一头雾水。如果你想更准确地了解什么是后生元，建议你先了解一下益生菌、益生元和合生元。

什么是益生菌

联合国粮食及农业组织（FAO）和世界卫生组织（WHO）对益生菌的定义是，益生菌是活的微生物，当摄入充足的数量时，对宿主产生一种或多种经过论证的功能性健康益处。从这个定义里，我们可以得出两个结论，一是益生菌必须是活的微生物，二是必须对健康有益。

很多人对益生菌存在误解，认为益生菌是特指某一种细菌，其实这是不对的。肠道里的益生菌有很多种，而且包括真菌。迄今为止，科学家发现的肠道益生菌大致分为五大类，它们分别是严格厌氧的双歧杆菌属、耐氧的乳酸杆菌属、兼性厌氧球菌、兼性厌氧的芽孢杆菌属和酵母菌属。

我们到医院或药店购买到的双歧杆菌三联活菌、双歧杆菌四联活菌、凝结芽孢杆菌、布拉氏酵母菌、丁酸梭菌、鼠李糖乳杆菌等，其实都属于益生菌制剂。

什么是益生元

无论是益生菌还是益生元，其实突出的都是一个"益"字，也就是说，它们对健康都是有益的，如果有害，则不能称为益生菌或益生元。益生元和益生菌虽然只有一字差别，但两者是完全不同的概念，益生菌是一种活的微生物，但是益生元则是一种不被消化或难以消化的食物成分，这些成分通过刺激结肠内益生菌的增殖，从而对宿主的健康有益。

所以，益生菌是活的微生物，益生元则是促进益生菌增殖的原料。

功能性低聚糖类（低聚果糖、低聚木糖、低聚半乳糖、低聚异麦芽糖等）、多糖类（螺旋藻、节旋藻等）、一些天然植物（蔬菜、中草药、野生植物等）的提取物、蛋白质水解物、多元醇等，都有可能成为益生元，而功能性低聚糖是最常见的益生元。

什么是合生元

合生元其实是一个商品名称，医学上给合生元的定义是合生素，是指益生菌与益生元结合使用的生物制剂，其特点是同时发挥益生菌和益生元的作用。由此可见，所谓的合生元，其实就是一种结合体。益生菌是活的微生物，益生元则是促进益生菌增殖的原料，那么两者的结合，当然是完美的，它对健康同样是有益的。目前在国内，有很多合生素的商品，由于合生元率先面世，所以人们更加认可合生元这个名字。

什么是后生元

详细了解了益生菌、益生元和合生元，我们再回头来看后生元，其实与后生元关系最密切的不是益生元，而是益生菌。

科学家在发现益生菌的时候，就坚定地认为这种细菌浑身是宝，研究发现，除了活菌体外，益生菌的代谢产物、裂解提取物、细胞壁组分，也都能表现出明显的益生作用。所以，你可以这么理解，所谓的后生元，其实就是益生菌经加工处理后的益生菌代谢物成分的统称，包括菌体与代谢产物。

后生元的种类非常多，如菌体成分包括脂壁酸、磷壁酸、肽聚糖、细胞表面蛋白、多糖、细胞膜蛋白、细胞外多糖，代谢产物则包括维生素、脂质、蛋白质、胜肽、有机酸、短链脂肪酸、细胞内多糖。

　　几乎所有的益生菌在代谢过程中都能产生后生元，如乳杆菌属里的植物乳杆菌、发酵乳杆菌、瑞士乳杆菌、干酪乳杆菌、罗伊氏乳杆菌、短乳杆菌和鼠李糖乳杆菌；如双歧杆菌属里的两歧双歧杆菌和动物双歧杆菌；如肠球菌属里的粪肠球菌和乳酸肠球菌；如芽孢杆菌属里的凝固芽孢杆菌和梭状芽孢杆菌；如拟杆菌属里的多形拟杆菌和双胞美拟杆菌；如真菌里的布拉迪酵母菌。

💗 后生元的作用

　　后生元是一个崭新的概念，它对健康十分有益处。

　　①抗炎和抑菌。研究发现，后生元最常见的益处是抗炎和抑菌，这里所说的抑菌，主要是抑制有害菌的生长，而抗炎，则主要是减轻急慢性肠炎患者肠黏膜的炎症反应。

　　②保护肠道上皮屏障功能。在我们的肠道里，有一条屏障，被称为肠道上皮屏障，这条屏障是肠黏膜抵挡致病菌入侵的主要防线，肠道上皮屏障是由肠上皮细胞和覆盖在表面的黏液层组成，后生元则有增强肠道上皮屏障功能的作用。

　　③保护肝脏。后生元具有抗氧化和清除氧自由基的功能，使得它们能够发挥保护肝脏的作用。有严重肝病者，如肝硬化患者的肠道菌群紊乱，条件致病菌增加，细菌移位可能会诱发感染（如自发性腹膜炎），而补充后生元能抑制有害菌，稳定肠道菌群。

　　④免疫调节。后生元不仅能增强肠道上皮屏障的功能，也能调节树突状细胞、淋巴细胞等免疫细胞的免疫反应。

后生元的应用前景

益生菌和后生元最大的区别在于益生菌是一种活的微生物，而后生元则是无生命的微生物。由于活的东西对加工、储存的条件要求更高，所以益生菌的保质期有限，相对于益生菌，后生元的保质期更长，加工和储存也更容易。

正因如此，即便后生元是崭新的概念，但迅速被应用于食品和保健品里，如目前被广泛应用于食品行业的乳酸链球菌素。

乳酸链球菌素，是乳酸乳球菌亚种所产生的后生元。1969年，联合国粮食及农业组织（FAO）和世界卫生组织（WHO）食品添加剂联合专家委员会确认乳酸链球菌素可作为食品防腐剂，在肉制品、乳制品、罐头、海产品、饮料、果汁饮料、调味品、烘焙食品里，都可能找到乳酸链球菌的身影。

由此可见，在不久的将来，后生元会和益生菌一样，在多个领域里大放异彩。

吃烧烤，真的会诱发大肠癌吗

35岁的金先生因为便秘到医院就诊，事实上，金先生便秘的时间并不是太久，只有两个月。他之所以如此担心，是因为不久前，他的一个好友被确诊为直肠癌。金先生经常和他一起吃烧烤，他上网搜了一下，网上说经常吃烧烤很容易诱发大肠癌。金先生越想越害怕，于是来到医院寻求帮助，见金先生如此紧张，我建议他做一下肠镜检查，有没有大肠癌，做个肠镜就知道了。

引发便秘的生活习惯

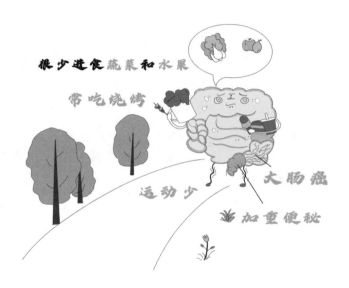

通过检查，金先生并没有罹患大肠癌，我告诉他，他的便秘与生活习惯有关。他平时特别爱吃高脂肪食物，很少进食蔬菜和水果，平时喝水少，运动少，这些都会诱发或加重便秘，所以我建议金先生先改变生活习惯，看看便秘是否能缓解。

烧烤的食物里，真含有致癌物吗

如果在网络上搜索烧烤和大肠癌，的确有很多相关的新闻。有人说，烧烤的确会致癌，是因为烧烤的食物里含有致癌物；也有人说，烧烤并不会致癌，网上那些文章不过是某些自媒体为了博得关注、吸引眼球，故意杜撰出来的。网上的这些新闻到底孰真孰假，我们无从考究，但是关于烧烤的食物里到底有没有致癌物，我们不妨来了解一下。

其实人类进食烧烤的时间已经非常长了。大约100多万年前，人类就已经开始使用火了，利用火烧烤食物，从而让生食变成熟食，不仅有利于人们对食物的消化和吸收，而且有助于降低生食带来的微生物感染风险。

随着现代医学的发展，人们对于健康的要求更高，饮食不仅讲究多样性，还讲究卫生与健康，经过烧烤的食物，有可能会产生一种叫苯并芘的物质，世界卫生组织国际癌症研究中心（IARC）早就将苯并芘认定为一级致癌物。所以大量摄入烧烤的食物，会导致食管癌、胃癌和大肠癌的发生风险增加。

烧烤方式不同，苯并芘含量不同

其实不光是经过烧烤的食物有可能产生苯并芘，像经过熏制和油炸的食物，也有可能产生苯并芘。在日常生活中，要想完全避免苯并芘是非常困难的。毕竟烧烤、熏制和油炸食物都因为美味而深受人们的欢迎。

正如35岁的金先生告诉我的，以前一直觉得和朋友一起吃烧烤是一件特别幸福的事情，但自从朋友罹患大肠癌后，他再也不敢吃了。

为了验证烧烤食物里到底含有多大量的苯并芘，很多机构都做了研究。

①烤的时间越长，苯并芘的含量越高。有研究机构使用电烤

的方法观察鸡翅中苯并芘的含量，研究发现，当电烤的温度达到180℃、烤制时间10分钟，鸡翅中未检测出苯并芘，烤制时间20分钟时苯并芘含量为1.2微克/千克，烤制时间为30分钟时苯并芘含量为3.6微克/千克。由此可见，烧烤时间越长，苯并芘的含量越高。

②烤的温度越高，苯并芘的含量可能越高。上述实验还发现，如果电烤的温度达到230℃，苯并芘的含量又有所不同。烤制时间10分钟后鸡翅中未检测出苯并芘，烤制时间20分钟后苯并芘含量为2.0微克/千克，烤制时间为30分钟时苯并芘含量为5.4微克/千克。由此可见，烧烤时间越长，烧烤温度越高，苯并芘的含量越高。

③烤焦部位苯并芘的含量更高。有研究机构使用香肠作为研究对象，在烤的时候，让香肠直接和火接触，香肠被烤焦后，通过检测发现苯并芘的含量高达10.7微克/千克，更换烧烤方法，让香肠和火相隔5厘米，避免香肠烤焦，通过检测发现苯并芘的含量只有0.67微克/千克。由此可见，烤得越焦，苯并芘的含量越高。

苯并芘无处不在，我们该怎么办

如果你认为只是在烧烤、熏制和油炸的食物里含有苯并芘，那你可就大错特错了，毫不夸张地说，在我们生活的环境中，苯并芘无处不在。

工业生产和生活过程使用煤炭、石油和天然气等燃料不完全燃烧产生的废气，甚至吸烟时释放的烟雾里都含有苯并芘，这些有害的气体通过污染水源、大气和土壤，可以进入到蔬菜、水果、粮食、水源和肉类等人类赖以生存的食物中。由于环境污染目前已经成为全球性问题，所以，即便你不吃腌制、熏制和油炸食物，也难以保证其他的食物里不含有苯并芘。

虽然苯并芘有害，但是它无处不在。事实上，含量很低的苯并芘，对身体的危害并不大。我国对苯并芘在食品中的限量做了相应规定，国标 GB7104-94 规定肉制品、粮食的苯并芘含量应小于 5 微克 / 千克，植物油的苯并芘含量应小于 10 微克 / 千克。所以，只要摄入量在安全范围内，并不需要过于紧张。

炭烤 vs 电烤，究竟选哪一个

烧烤就要吃炭烤的，这样才原汁原味！但是炭烤虽然让食物更加美味，无形中也增加了致癌的风险，这是因为炭烤食物难以把握火候。很多人都有这样的经历——一不小心就烤焦了，前面说过，烤得越焦，苯并芘的含量越高，另外炭烤时会产生更多的油烟，这些油烟里也含有很高浓度的苯并芘，由于无法把握火候，炭烤的时间可能会更长，炭烤的方式决定了烧烤的食物里会产生更多的苯并芘。

与炭烤不同，选择可以控制温度和时间的电烤炉，可以调低烧烤的温度，减少烤制时间，有利于减少致癌物质的产生。

如果你长期且频繁吃烧烤，比如一周至少要吃四次，这样无论是炭烤还是电烤都要小心，因为风险在持续累积，这和长期吸烟的危害相似。如果你是偶尔吃烧烤，比如一年的时间只有为数不多的几次，那么你无须担心。

如何更健康地吃烧烤

为了更健康地吃烧烤，我们不妨采用这些方式：

①选择电烤炉，严格控制温度和烤制的时间。

②勤翻面，不要把食物烤焦了，已经烤焦的食物，一定不要吃，因为一旦烤焦，苯并芘的生成量将会比普通食物增加 10～20 倍。

③食材提前腌制，不仅更入味，还能减少烧烤的时间，让食物含水量更高，降低烤焦的风险，从而减少致癌物的产生量。

④烧烤时肉切小一点，因为越大的肉，需要的烧烤时间越久，将肉切小一点，肉更容易熟。

⑤烧烤的时候别只顾着吃肉，搭配点蔬菜和水果，不仅可以让营养更加均衡，还可以增加饱腹感，减少烧烤食物的摄入量。另外，蔬菜和水果中富含的维生素 C 有抗氧化作用，能降低苯并芘对身体的危害。

长期熬夜，你的肠道在抗议

人的一生，有三分之一的时间都在睡觉。拥有良好的睡眠，可以清除所有的疲惫，让你第二天精神焕发，神采奕奕。

从科学角度出发，睡眠其实是一种生理反应，人之所以想睡觉，其实是大脑在发挥作用。大脑皮质内的神经细胞如果很兴奋，我们就会感到精神饱满、斗志昂扬，如果神经细胞兴奋之后产生抑制作用，那么我们就会想睡觉。

每个人大脑皮质里的神经细胞都不可能一直兴奋，这样你的大脑会受不了，抑制作用其实是为了保护神经细胞，通俗点说，就是让它们好好休息一下，以便以更好的状态去迎接崭新的一天。

然而，现在越来越多的人从偶尔熬夜到习惯性熬夜。但是，你知道吗，长期熬夜，不仅影响大脑的功能，还会影响肠道健康。

褪黑素，睡觉的时候更为活跃

说到睡眠，我们必须提到一种激素，那就是褪黑素。褪黑素是由松果体分泌的激素，所以也被称为松果体素。褪黑素的分泌具有明显的昼夜节律，白天分泌受抑制，晚上分泌则变得活跃。之所以出现这种变化主要是因为光线。当夜晚来临的时候，光线刺激减弱，松果体合成褪黑素的酶类活性增强，体内褪黑素的分泌水平也相应增高。

除了松果体素外，褪黑素还有另外一个称呼，那就是睡眠激素。因为它能调节人的自然睡眠，不仅能缩短睡前觉醒时间和入睡时间，还有助于减少睡眠中的觉醒次数。但是你一定想不到，除了大脑能产

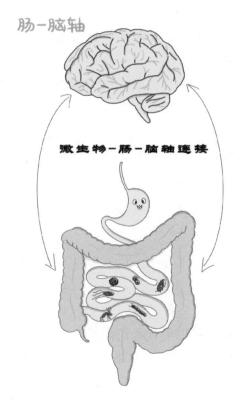

生褪黑素以外，我们的肠道也能产生褪黑素，并且肠道里褪黑素的分泌量是大脑松果体的 400 倍。

研究发现，肠道之所以能产生褪黑素，是因为肠道里存在大量的色氨酸，色氨酸是人体所必需的氨基酸，色氨酸在色氨酸羟化酶的作用下转为 5- 羟色氨酸，再通过芳香族氨基酸脱羧酶脱羧转化成 5- 羟色胺，5- 羟色胺也称为血清素，它是合成褪黑素的重要物质。

有科学家指出，我们的肠道有丰富的肠神经系统，所以被称为第二个大脑。肠道和大脑之间有一个肠 - 脑轴连接，如果肠道里的褪黑素出现分泌异常的现象，那么势必会影响到大脑里褪黑素的分泌。

那么，什么情况下会导致肠道褪黑素分泌异常呢？那就是到了该睡觉的时候不睡觉，长期熬夜，导致昼夜节律被破坏，肠道受损，于是褪黑素的分泌出现异常，进一步影响了睡眠质量。

反过来，长期熬夜，还会导致大脑褪黑素的分泌出现异常，通过肠 - 脑轴影响肠道褪黑素的分泌。肠道褪黑素不仅能改善睡眠，维持昼夜节律，还能抗氧化，减少肠道炎症的发生。另外，肠道褪黑素还能调节多种免疫细胞的功能，有助于增加肠道菌群的丰度，特别是能显著增加乳酸杆菌的丰度。由此可见，当褪黑素分泌出现异常的时候，很容易导致肠道的损伤。

长期熬夜，影响肠道菌群

长期熬夜的人，由于缺少规律的睡眠，人体内的生物钟紊乱，睡眠质量也不好，往往伴有不同程度的睡眠障碍。大量的研究发现，不仅睡眠有昼夜节律，肠道内的菌群同样有昼夜节律，伴随着这样的昼夜节律，肠道菌群的结构和数量也在发生着变化。

出现睡眠障碍的人，不仅睡眠的昼夜节律紊乱了，肠道菌群的昼夜节律也紊乱了。原本一个高度动态平衡的环境，由于昼夜节律的紊乱，导致肠道菌群的结构和数量发生了明显的异常，肠道菌群的多样性被破坏了，肠道菌群更易失调。

反过来，肠道菌群紊乱，是不是会影响睡眠呢？

当然会，因为我们的身体里存在一个肠-脑轴，我们的肠道菌群能产生很多种神经肽，如乳酸菌和双歧杆菌可生成 γ-氨基丁酸，大肠埃希菌、芽孢杆菌和酵母菌属产生去甲肾上腺素，假丝酵母菌、链球菌、大肠杆菌和肠球菌产生血清素，这些神经肽通过肠-脑轴作用于大脑，从而影响睡眠。

肠道菌群紊乱还可以通过调节内分泌细胞，激活下丘脑-垂体-肾上腺轴，促进促肾上腺皮质激素释放激素和糖皮质激素的分泌，同时激活脑部杏仁核区的糖皮质激素受体，促进下丘脑室旁核，增加促肾上腺皮质激素释放激素的分泌与释放，从而减少慢波睡眠。

由此可见，睡眠障碍和肠道菌群之间其实存在双向调节，睡眠障碍导致肠道菌群失衡，肠道菌群的失衡又会进一步加重睡眠障碍。

长期熬夜，导致肠黏膜屏障更易受损

长期熬夜的人，昼夜节律失调，还会增加肠黏膜屏障受损的风险。在肠黏膜屏障里，肠上皮细胞发挥着至关重要的作用，研究发现，肠上皮细胞的转录活性是高度动态的，且有昼夜节律性。一旦昼夜节律紊乱，就会影响肠上皮细胞的功能，进一步损伤肠黏膜屏障，导致肠黏膜通透性增加。于是菌群易位，内毒素分泌增加，会进一步导致代谢功能紊乱，损伤其他的器官。

所以，长期熬夜的人，一定不能简单认为只有大脑受不了，其实你的肠道菌群早就开始抗议了，只是你一直熟视无睹。

对于生物钟已经紊乱的人，迫在眉睫的就是调整生物钟，养成早睡早起的好习惯，每天保持八小时左右的睡眠时间是最好的，多了或少了其实都不好。生物钟是一种无形的存在，但却是漫长时间里大脑和我们之间默契的约定，越是不遵守约定的人，生物钟越紊乱，紊乱后越难以调整。

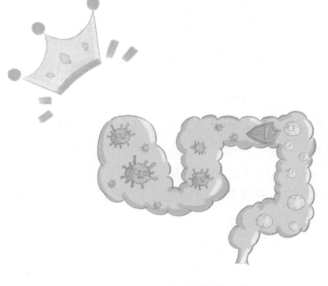

PART 3
肠道疾病多，高招来应对

肠道里的潜伏者和杀手

50岁的唐先生体检的时候发现乙状结肠息肉，他通过网络搜索，认为这是大肠癌的前身，如果不处理，很快就会转为大肠癌。为了尽快拆除肠道里的"炸弹"，唐先生急忙来到医院，他非常紧张，问了我好几遍："这个息肉不会已经癌变了吧？"

我告诉唐先生，并非所有的肠息肉都一定会转为大肠癌，因为从病理组织学上，肠息肉又分为很多类型，有些肠息肉属于癌前病变，因为有转为大肠癌的风险，所以最好切掉。有些肠息肉则并不属于癌前病变，转为大肠癌的风险很低，完全可以动态观察，并不需要立刻切除。

那么，唐先生的息肉究竟属于哪种类型呢？内镜医生在发现息肉的时候，对息肉进行了活检，结果显示唐先生的息肉属于绒毛状腺瘤，从病理学上看，这种息肉属于肿瘤性息肉，是癌前病变，有转为大肠癌的风险，所以最好切除。

肿瘤性息肉，肠道里的潜伏者

根据病理类型的不同，肠息肉又分为肿瘤性息肉和非肿瘤性息肉两大类。肿瘤性息肉也称为腺瘤，又包括三种类型：管状腺瘤、绒毛状腺瘤和管状绒毛状（混合型）腺瘤。非肿瘤性息肉也包括三种：增生性息肉、炎性息肉和错构瘤性息肉。

我常常把肿瘤性息肉称为肠道里的潜伏者，它就像变色龙一样，有着高超的伪装技巧，之所以这么说，是因为大多数时间，这种息肉不会引起任何不适，它静静地潜伏在肠道里，等待着癌变的那一天。

由于没有症状，很少有人愿意主动到医院进行检查，因为发现这种息肉的最佳方式就是肠镜，由于大众对于肠镜的误解，使得很多人在体检的时候根本不会选择这种方式，但恰恰是一念之差，会造成肿瘤性息肉无法及时发现。

说到这儿，很多人都有这样的疑问，肿瘤性息肉是怎样一步步转为大肠癌的？

在刚开始的时候，每个人的肠黏膜都是正常的，但是在漫长的时间里，由于各式各样的因素，导致不同的人出现了不同的改变。对于罹患息肉的人，肯定是肠黏膜发生了改变，通过异常的增生发展为微小腺瘤，这是肿瘤性息肉最原始的萌芽状态。在接下来的漫长时间里，它如同一个怪物一般不断增大，微小腺瘤进一步发展形成早期腺瘤，早期腺瘤发展形成中期腺瘤，中期腺瘤又发展形成后期腺瘤。这个阶段的腺瘤，距离大肠癌仅仅只有一步之遥，如果置之不理，下一步就是大肠癌。根据资料统计分析，有些腺瘤的癌变往往只需要 3~5 年的时间。在这 3~5 年的时间里，其实有很多次机会去医院进行肠镜检查，遗憾的是，很多人都与这些珍贵的机会失之交臂。

非肿瘤性息肉，究竟会不会癌变

肿瘤性息肉癌变的风险比较高，那么非肿瘤性息肉究竟会不会癌变呢？要想更好地解答这个问题，我们首先要了解非肿瘤性息肉的三种类型。

增生性息肉的表面很光滑，质地很软，常常为多发，是非肿瘤性息肉里最常见的类型。增生性息肉不是癌前病变，因为它转为大肠癌的风险非常非常低。一项针对腺瘤性息肉和增生性息肉癌变风险的研究发现，腺瘤性息肉的上皮内瘤变和癌变发生率均明显高于增生性息肉。在腺瘤性息肉中，以绒毛状腺瘤癌变率最高，为51.57%，其次为管状绒毛状腺瘤，癌变率为25.65%，最后为管状腺瘤，癌变率为14.65%。与腺瘤性息肉不同的是，增生性息肉的癌变率仅为0.05%。

炎性息肉，其特点就体现在"炎性"二字上，这种息肉常常继发于各种炎症性肠病，如克罗恩病和溃疡性结肠炎，它是炎症的损伤导致肠黏膜形成溃疡，溃疡愈合之后会导致纤维组织增生，增生的纤维组织看起来就像息肉一样，所以，有人也把炎性息肉称为假息肉。这种息肉没有癌变的风险，如果在原发病得到有效控制后，它们可以很快消失得无影无踪。

错构瘤性息肉是正常细胞过度生长和组织结构紊乱导致的，它主要见于幼年性息肉和黑斑息肉综合征。幼年性息肉常见于10岁以下的儿童，5岁左右最多。黑斑息肉综合征则是一种显性遗传病，患者不仅有息肉，还往往合并有皮肤黏膜的色素沉着。总体而言，错构瘤性息肉属于非肿瘤性息肉，但它又具有肿瘤样增殖的特征，你可以认为它是个"两面派"，总体而言，这种息肉的癌变率也很低。

❄ 大肠癌，肠道杀手

了解了这些病理类型不同的息肉，我们不妨再来总结一下，腺瘤性息肉有很高的癌变风险，增生性息肉和错构瘤性息肉有癌变风险，但风险很低，至于炎性息肉，则根本没有癌变的风险。

癌变风险的高低决定了我们干预的时机和方式，对于腺瘤性息肉，当然要积极干预，越早切除越安全，等到息肉已经转为大肠癌时再干预，不仅治疗方式完全不同，患者要付出的代价也会更高。对于其他的息肉，医生需要根据实际情况制定出不同的治疗方案，如炎性息肉，不需要切除，只需要治疗原发病即可。至于增生性息肉和错构瘤性息肉，则要根据息肉的大小和数量、是否会引起症状以及癌变风险来综合评估是否切除。

目前切除息肉最常用的方法是内镜下切除，它具有微创、恢复快、安全的特征，当然外科手术也是切除息肉的重要方式，特别是内镜下无法切除的大息肉和已经证实癌变浸润的息肉，都需要外科手术的干预。如果息肉数量特别多，内镜下无法彻底切除，也需要外科手术干预。

肠道里为什么会长息肉，如何预防

切除肠息肉之后，很多人关心的是以后还会不会复发。

作为医生，要提醒大家的是，虽然大多数息肉的预后良好，但是大肠息肉的确存在复发的风险，研究发现，息肉切除后一年内复发的风险最高。由于大肠息肉形成的机制非常复杂，所以到目前为止，医学上也没有找到一种特效的方法来避免肠息肉的复发。不过，鉴于肠息肉的发生与不健康的生活习惯有紧密关联，所以保持健康的生活方式，对于预防息肉形成和复发会有帮助。

长期吸烟的人，更容易罹患大肠腺瘤性息肉，所以建议及时戒烟。

长期酗酒的人，更容易导致肠道菌群紊乱，肠黏膜屏障受损之后，肠道更易出现炎症，在炎症的刺激下，出现息肉的风险更高，所以建议及时戒酒。

　　长期高脂肪饮食的人，由于很少摄入膳食纤维，导致粪便通过肠道的时间延长，粪便里的有害物质会反复刺激肠黏膜，也容易诱发肠息肉的形成，所以建议注意营养的均衡，不要在饮食习惯上走极端。

　　随着年龄的增长，肠息肉的发生风险更高，肠息肉常见于中老年患者，60岁以上老年人肠息肉的发生率高达75%，但肠息肉很少引起明显的不适，等到出现便血、腹痛、大便习惯改变等报警信号的时候，往往已经发展为大肠癌了。所以中年以后，即便你没有什么不舒服，也应该定期做肠镜检查，不仅是确定有没有大肠癌，还要确定有没有癌前病变——大肠腺瘤性息肉。

　　另外，遗传、肥胖、缺少运动等因素，也与肠息肉的形成密切相关，如果你有这些高危因素，也建议你定期进行肠镜检查，毕竟，小心驶得万年船。

　　由于肠息肉术后有复发的风险，特别是腺瘤性息肉切除术后，一定要定期到医院复查肠镜，不要认为做了手术就"万事大吉"了。

那个唇角有黑斑的少年，肠道里长满了息肉

　　每一次来我的门诊，小乐妈妈总是会问我："医生，我儿子这种病，现在有新药研究出来吗？"我无奈地摇摇头，说实话，每一次看到小乐这孩子的时候，我总是特别难受，一个13岁的少年，

几乎每年都要来医院一次，他要接受的是肠息肉手术。

10 岁那年，小乐因为剧烈的腹痛被送进了医院，检查显示为肠梗阻，谁又会想到是大息肉堵塞了肠道。万幸的是，在科室的努力下，第一次为这么小的孩子进行了内镜下息肉切除。但有喜亦有悲，喜的是切除大息肉后肠梗阻的问题解决了，悲的是，他的肠道里还有很多息肉，密密麻麻的，看起来像是肠道里铺满了鹅卵石。

从那时开始，小乐每年都要来医院一次，医生帮他切除息肉，是为了预防息肉引起的相关并发症，如出血、肠梗阻、肠套叠以及癌变风险。

一个少年，为何会长这么多息肉？事实上，除了息肉之外，小乐的唇角还有一个特别醒目的黑斑，黑斑和息肉，两者之间有着千丝万缕的联系。接下来要说的这种病，就是黑斑息肉综合征。

这是一种遗传疾病

黑斑息肉综合征属于常染色体显性遗传疾病，它主要是由于 19 号染色体短臂上的 $LKB1/STK11$ 基因突变所致，30%~50% 的患者有家族史。它的发生率其实并不高，发病率约为 1/20 万，发病率与性别关系不大。对于罹患这种疾病的人，有两个特征最为明显，一个是黑斑，另一个是息肉。

黑斑是色素沉着所致，颜色是特别醒目的黑褐色，这种色素斑常常位于患者的口唇、口周皮肤、颊黏膜，当然也可以存在于手脚掌面。遗憾的是，虽然这种色素斑特别醒目，但却不被家人所重视，很多患者从小的时候就已经出现明显的黑斑，但父母却始终认为这是无关紧要的痣，有些人特别迷信，还认为这是一种福痣，是大富大贵的表现。

　　随着时间的推移，黑斑并不会一直存在，大多数患者只是在婴儿阶段出现黑斑，到了青春期，黑斑会逐渐消失，所以对于怀疑是黑斑息肉综合征的患者，有时候医生会让家长拿出孩子小时候的照片，来看看是否有黑斑的蛛丝马迹。

　　忽视会导致病情不断进展，黑斑主要影响外貌，而息肉则影响胃肠道健康。患者整个消化道都可能存在息肉，其中最常见的部位是空回肠，其次是结肠和胃，息肉大小不等，形态各异，数量可以从数枚到上百枚不等，而且表面不光滑，甚至有很多深凹下去的裂沟。

　　如果息肉很大，则有可能导致肠梗阻、肠套叠，甚至消化道出血，有些息肉随着时间的推移还可能癌变。

　　黑斑肉眼可以看到，息肉则深藏不露，它们躲在消化道里，像定时炸弹一样，一旦爆发，威力巨大。恰恰是因为肉眼无法看到，导致漫长的时间里，息肉都难以被发现，往往是孩子出现腹痛、腹胀、营养不良、便血的时候，家长才会重视。

无法逃脱的噩梦

　　在小乐确诊黑斑息肉综合征的第一年里，妈妈带着他辗转去了北京、上海、广州这些大城市的知名医院看病，但是几乎所有的医生说法都是一致的——这是一种无法治愈的疾病。即便小乐妈妈满怀希望，现实还是一次又一次沉重地打击她。

　　我告诉小乐妈妈，这是基因突变导致的疾病，基因本身的问题没有解决，也就意味着根本问题不能解决，即便切除了息肉，它依然会继续生长。虽然孩子每一年都坚持到医院进行息肉切除，但是切了长，长了再切，谁也不知道何时才能结束。

经了解，小乐的父亲也是黑斑息肉综合征患者，在小乐8岁的时候，父亲就因为大肠癌去世了。作为医生，我告诉小乐妈妈，一旦确诊了这种病，罹患胃肠道和非胃肠道癌症的风险都很高，患者一生中罹患癌症的风险高达93%。所以，大多数黑斑息肉综合征患者都是因为出现了恶性肿瘤而去世的，这是一个无法逃脱的噩梦。

定期复查至关重要

确诊黑斑息肉综合征的孩子，每年至少要到医院进行一次综合评估，特别是生长发育情况。为了更好地评估营养状态，医生会选择抽血检查，包括肝功能、血脂、血常规、维生素B_{12}、叶酸、微量元素检查。

确诊黑斑息肉综合征的孩子，最好定期进行胃镜、小肠镜、大肠镜检查，如果发现有息肉，则最好进行内镜下息肉切除。息肉切除后，可以每1~2年进行一次常规内镜检查，以观察息肉是否复发。

黑斑息肉综合征患者发生恶性肿瘤的危险是正常人群的18倍，不仅消化道癌症发生率很高，胰腺癌、乳腺癌、卵巢癌、宫颈癌、子宫内膜癌和睾丸癌的发生率也都很高。所以从18岁开始，女性患者应该每年进行乳腺检查和盆腔B超检查，男性患者从10岁开始就应该定期检查睾丸，密切观察是否有睾丸癌的出现。

很多家长担心黑斑也会恶变，事实上这种可能性并不大，黑斑息肉综合征的黑斑在青春期会逐渐消失，所以无须特殊处理。黑斑息肉综合征最难治疗的是息肉，切除息肉不是消化科医生通过内镜切除，就是普外科医生通过外科手术切除。有研究发现使用环氧合酶-2选择性抑制剂对于抑制息肉的生长可能有帮助，但是仅仅是可能，由于黑斑息肉综合征是一种基因疾病，药物无法改变基因突变，所以不能从根本上解决问题。

还能结婚生子吗

由于黑斑息肉综合征是一种常染色体显性遗传疾病，如果夫妻一方有黑斑息肉综合征，其子女会有 50% 的机会获得这种突变的基因，如果夫妻双方都是黑斑息肉综合征患者，那么其子女会有 100% 的机会获得这种突变的基因。

胚胎植入前遗传学筛查技术可以解决一部分难题。在胚胎着床之前，对早期胚胎进行染色体数目和结构异常的检测，通过一次性检测胚胎 23 对染色体的结构和数目，分析胚胎是否有遗传物质异常。通俗地说，就是在胚胎时期就确定孩子是否携带突变基因，如果没有携带，就可以放心将正常的胚胎植入子宫，从而获得正常的妊娠。

对于只有一方罹患黑斑息肉综合征的夫妻而言，医学技术的发展让他们有希望生子，但是这也是一个漫长的过程，需要大量的财力、物力和精力的支持，这不是普通家庭能承受的。

黑斑息肉综合征是不治之症，作为医生，我同样希望在未来能有一种特效的方法治愈这种疾病，让那些孩子不再受病痛的折磨，让他们可以拥有美好的童年，让他们的人生更加幸福完美。

便血时，如何鉴别是痔疮还是直肠癌

52 岁的老张早在半年前就出现了便血，但他始终认为自己得的是痔疮。原来，老张上网查询了一些有关便血的信息，他说自己的症状和网上写的一样，所以他认定自己得的是痔疮。可是按照痔疮来治疗，老张的便血却始终没有好转，老张的妻子和儿子都劝他，网上那些信息不可信，还是要及时去医院检查一下。于是老张挂了我的门诊号，询问过老张有关便血的情况后，我为他进行了直肠指检，当时就摸到了直肠下段的一个质地坚硬的菜花样肿块，肠镜检查明确为直肠癌。癌细胞已经发生了远处转移，错失了治疗的最佳时机。

和老张不同的是，45 岁的于先生在便血的当天就来到医院就诊，走进急诊室的时候，他显得特别紧张，他说自己上午排便的时候发现大便上有鲜血，他上网搜索了一下，得知这很有可能是直肠癌的症状。

我安慰于先生不要太过紧张，不能光信网上的一面之词，科学的检查最重要。通过检查，最终明确导致于先生便血的元凶，其实就是痔疮。

同样是便血，有的人误把直肠癌当成痔疮，有的人误把痔疮当成直肠癌，前者最可怕，因为很有可能导致癌细胞广泛转移，错失最佳治疗时机；后者结果不严重，但也能把人吓得够呛。所以，便血时，鉴别是痔疮还是直肠癌，其实非常重要。

通过便血量可以判断吗

在很多人看来，通过便血的量可以判断直肠癌和痔疮，如果便血量特别大，那就是直肠癌，这提示癌症侵犯了大血管，如果便血量不大，那就是痔疮。

作为消化科医生，要告诉大家的是，单从便血量无法准确鉴别直肠癌和痔疮。

有些直肠癌导致的便血量并不一定很大，仅仅表现为大便表面有少量鲜血。对于痔疮来说，虽然很多患者仅仅在擦拭的时候在手纸上发现少许鲜血，但也有一些严重的患者出现喷血的现象。临床工作中，我甚至碰到过由于痔疮出血导致重度贫血、失血性休克的患者，由此可见，痔疮出血时便血量并不一定会很小。

通过血的颜色可以判断吗

根据病变部位与肛门距离的远近，血的颜色可能会有变化。离肛门越近，血的颜色会更加鲜红，所以痔疮导致的出血，往往都是鲜血。

但出现鲜血，一定都是痔疮所致吗？当然不一定，位于直肠下段的癌症，由于离肛门也很近，所以便血的时候，血的颜色也是鲜红色。

那么，位于直肠上段的癌症呢？那就要根据情况来判断了。如果便血量很大，排出来的血就是鲜红色，如果便血量很少，或者患者有便秘的情况，那么排出来的血可能是暗红色。

大便是否与血混在一起

在很多人看来，痔疮出血，往往都是在排便后出现的滴血现象，所以会在大便表面看到鲜血，或是在擦拭肛门的时候手纸上有血。而直肠癌，应该是大便与鲜血混在一起。

这样鉴别，似乎有点道理，但其实并不一定靠谱。

有些直肠癌引起的便血量不大，或者是癌细胞离肛门口很近，这个时候，就会出现和痔疮相似的症状，仅仅表现为大便表面带血。

也有些直肠癌患者，便血量特别大，大便本身的颜色被鲜血覆盖，让你也分不清血液到底和大便混在一起，还是没有混在一起。有些严重的痔疮出血同样如此，如喷射性出血，大量的血涌出来，覆盖了大便本身的颜色，让你也很难鉴别到底是直肠癌还是痔疮。

根据有没有滴血能判断吗

痔疮引起的便血往往是便后滴血，一滴一滴的，如果是这种情况，可以排除直肠癌吗？其实不一定。位于直肠下段的癌症，同样可能表现为滴血现象。既然滴血不能鉴别，那么喷血呢？同样不行，无论是痔疮还是直肠癌，都有喷血的可能。

合并症状很重要

单从便血很难鉴别到底是痔疮还是直肠癌，这个时候合并症状就显得非常重要。

对于痔疮而言，除了引起便血之外，往往还可能合并痔核脱出、肛周瘙痒、疼痛和大便失禁的现象，如果合并这些症状，那么往往提示痔疮的可能性更大。

对于直肠癌而言，除了引起便血之外，往往还可能合并排便习惯改变、排便不尽感、排便前后肛门下坠感、里急后重、大便进行性变细、腹痛腹胀、消瘦等症状，如果合并这些症状，那么往往提示直肠癌的可能性更大。

一个手指就能做的检查

出现便血时，究竟是痔疮还是直肠癌，医生会根据患者描述的症状进行检查。

有一种检查方法非常简单，一个手指就能做，那就是直肠指检。

直肠指检是医生必须具备的技能，无论是消化内科、肛肠科、泌尿外科、妇科、儿科医生，还是普外科医生，都可能在临床工作中使用到直肠指检。医生在进行直肠指检的时候，一般使用的是右手食指。

在食指上涂抹润滑剂，先检查患者肛周，然后将手指从肛门插入，触摸肛管及直肠下段，从而发现直肠的异常。

痔疮和直肠癌在指检的时候感觉是完全不同的，痔疮比较柔软，表面比较光滑，但是直肠癌往往质地坚硬，摸起来就像一个满是硬疙瘩的菜花一样。

肠镜检查

癌症确诊的金标准是病理学检查，就是在显微镜下观察到癌细胞，虽然直肠指检有助于发现直肠癌，但往往是直肠下段的癌症。因为手指的长度有限，位于直肠上段，甚至是乙状结肠以上的肿块，则无法通过直肠指检触及。

这个时候，肠镜检查成了发现肿块的最佳方式。

肠镜检查不仅能发现肿块，而且还能进行肿块病理学检查，所以肠镜检查是确诊直肠癌的最佳方式，也是医生制定手术和化疗方案的最重要依据。

没有症状就不会得大肠癌吗

一点症状都没有，竟然会得大肠癌！ 58 岁的老余怎么都不愿意相信医生的诊断结果，但是肠镜检查和活检报告摆在面前，铁证如山，医生又怎么会撒谎呢？我安慰老余，还好检查得及时，目前大肠癌还处于早期，手术切除就可以了，术后完全不需要再补充化疗。

但是有些患者却没有老余这么幸运，一检查就是大肠癌晚期，失去了手术根治的机会，后悔莫及。

作为消化内科医生，我经常遇到很多患者明明已经出现了报警症状，医生建议做肠镜检查，但他们总是一百个不愿意。出现报警症状都不愿意接受肠镜检查，更何况那些没有任何症状的人，让他接受抽血检查、CT 检查、彩超检查都没问题，可对于肠镜还是抗拒的。但问题是，没有症状就不会得大肠癌吗？

早期大肠癌，可以没有任何症状

什么是早期大肠癌？这个"早"字究竟体现在哪个方面呢？医学界对于早期大肠癌的定义是：癌症浸润的深度局限在黏膜及黏膜下层。肠壁一共有四层结构，从里到外依次是黏膜、黏膜下层、肌层和浆膜层。由此可见，所谓的早期大肠癌，癌细胞的浸润深度只局限在肠壁的前两层。

由于癌细胞没有发生转移，再加上早期大肠癌病灶很小，不会堵塞肠道，也不会大量消耗身体的营养，所以早期大肠癌完全可以没有任何症状。很多人认为，没有症状不会得大肠癌，这种观点大错特错。

进展期大肠癌，会产生哪些症状

进展期大肠癌，此时的癌细胞已经突破黏膜下层，浸润到了肠壁的肌层，甚至是浆膜层，通俗来说，就是"烂穿了"。

如果大肠癌已经步入进展期，患者就会出现报警症状，这是癌症活跃的信号，如果到这个阶段，在身体出现不适的时候还是不重视，那么症状会越来越严重，甚至出现两种或三种以上的报警症状。

大肠的主要作用是吸收水分、储存和转运大便，所以当出现进展期大肠癌的时候，排便往往会首先发出报警信号。

有些进展期大肠癌患者表现为排便次数增加，甚至出现明显的腹泻，有些则会表现为排便困难，粪便直径变小，甚至出现顽固性便秘，还有的患者表现为腹泻与便秘相交替，就是一会儿腹泻，一会儿又排便困难。

如果认真观察，患者常常发现自己排出来的大便有时候带血，有时候混有黏液或脓液，排便也开始变得越来越不规律了。

这些都有可能是进展期大肠癌发出的信号。

除了会引起排便习惯和大便性状改变外，进展期大肠癌还会导致腹痛，这是因为癌组织糜烂、坏死、继发感染刺激肠道所致，早期疼痛位置并不确切，很多人只是感到轻微的隐痛，恰恰是因为很轻微，所以容易忽视，随着癌细胞的不断浸润，一旦侵犯到肠管周围的组织时，疼痛就会更加剧烈，位置也会固定下来，但很不幸，这个时候的癌症，有可能已经是晚期了。

有些进展期大肠癌患者，是在无意间触摸到腹部肿块时才引起重视的，摸到的肿块有可能是大肠癌的瘤体，也有可能是大肠癌堵塞了肠道，大便抵达这里无法通过，时间长了，形成了坚硬的粪块或粪石。

随着大肠癌的不断进展，肿块越来越大，肠腔的空间有限，如果被肿块完全堵塞了，就会出现肠梗阻的症状，这个时候最突出的症状就是腹胀、腹痛、肛门停止排便和排气。

癌症进展越快，患者的报警症状越多，由于进展期大肠癌导致的失血、感染、溃烂、毒素分泌，使得患者会出现贫血、消瘦、乏力和发热等症状。

没有症状的时候，患者根本不会怀疑自己会得大肠癌，等到出现症状的时候，患者还是不愿意去检查，一拖再拖，然后症状越来越明显，身体状态越来越糟糕，拖到不能再拖去医院看病，癌症已经发展到晚期。

转移的痛

大肠癌属于恶性肿瘤，随着时间的推移，它不仅会不断进展，还会发生远处转移。在我们的身体里，癌细胞转移的主要途径是血液、淋巴和直接蔓延，大肠癌可以通过这三种方式发生远处转移。

大肠癌最易转移的部位是肝脏，这是因为从解剖学上看，结、直肠的静脉血流，最终汇入的部位是门静脉，门静脉是肝脏血液的主要来源，所以，来自大肠的癌细胞，很容易通过血液循环抵达肝脏，并在这里生存下来。这就好比一颗"恶魔种子"，一旦找到赖以生存的土壤，就会很快生根发芽，最终形成转移瘤体。

有数据显示，25%~30% 的大肠癌被确诊的时候已经发生了肝脏转移，由于大肠癌特别容易发生肝脏转移，所以在发现大肠癌的时候，医生会重点检查肝脏。发生肝脏转移时，大肠癌不仅会有肠道症状，还可能出现肝大、腹水、黄疸等一系列肝转移的症状。

除了肝脏以外，大肠癌还很容易转移到肺部和骨骼，但只要发生了远处转移，从分期上来说就属于晚期。晚期，不仅意味着治疗方式有限，治疗效果不好，而且患者的生存期以及生活质量都会大大下降。

不同阶段的大肠癌，生存期完全不同

对于患者来说，大肠癌分为早期和进展期，大多数人把大肠癌分为早期、中期和晚期。从医学上来说，有更为专业的 TNM 分期，T 代表原发肿瘤，N 代表区域淋巴结，M 代表远处转移，按照 TNM 分期，大肠癌又分为 I 期、II 期、III 期和 IV 期，不同分期，患者的生存期完全不同。

在医学界，癌症患者在治疗后一般以五年作为一个期限。五年生存率指某种肿瘤经过各种综合治疗后，患者生存五年以上的比例。癌症经过治疗后，转移和复发大多发生在根治术后三年之内，约占80%，少部分发生在根治术后五年之内，约占10%。所以，如果各种癌症根治术后五年内不复发，复发的机会就很少了，故医生常用五年生存率表示癌症的治愈率。

对于大肠癌患者来说，I 期患者的五年生存率为93%，到了 II 期降为80%，到了 III 期降为60%，到了 IV 期，就仅仅只剩下8%了。

由此可见，大肠癌越早发现，治疗效果越好，生存期越长。相反，越晚发现，治疗效果越差，生存期也越短。

年纪轻轻就得了大肠癌，怎么回事

23岁的小宇因为排便困难到医院就诊，他说最近一个月自己突发便秘，而且越来越重，为了通便小宇想了很多方法，吃香蕉、喝蜂蜜，甚至跑到药店去买泻药，但这些方法效果都不太好。

通过肠镜检查，最终的结果让我大吃一惊，谁又会想到这个23岁的年轻人竟然会罹患大肠癌。行医十年，小宇是我见过的最年轻的大肠癌患者。

大肠癌不是老年人特有的疾病

很多人对大肠癌存在误解，他们认为大肠癌是老年人特有的疾病，也就是只有老年人才会得大肠癌，这种认识并不科学。小宇的案例证明，即便是年轻人也有可能罹患大肠癌。

那么，为什么年轻人也会得大肠癌呢？

①遗传因素。研究发现，大肠癌患者的子女患大肠癌的风险比普通人高2~4倍，有些年轻的大肠癌患者，往往有家族性结肠息肉病，这是一种常染色体显性遗传疾病，30%~50%的患者有 APC 基因的突变，患者的大肠里可有多发性腺瘤性息肉，而且有高度恶变的可能，常常在很年轻的时候就发展为大肠癌。

②不健康的生活习惯。生活节奏的加快，让越来越多的年轻人都存在诸多不健康的生活习惯，很多年轻人顿顿都是大鱼大肉，至于蔬菜和水果，他们极少吃。还有很多年轻人总喜欢吃烧烤、酗酒，

不健康的饮食习惯很容易加重肠道的负担，高脂肪的摄入会改变大便中胆酸的浓度。缺少膳食纤维容易延长大便通过大肠的时间，从而让更多的致癌物与肠黏膜接触，这些都增加了大肠癌发生的风险。另外，缺少运动、长期熬夜、吸烟和酗酒，这些都可能成为癌症发生的帮凶。

年纪轻轻就罹患大肠癌，还有救吗

很少有年轻人愿意主动到医院检查，即便身体已经出现报警信号，他们也可能不以为意，这么年轻，谁又会想到自己会得重病呢？但恰恰是这样的忽视，导致大肠癌被确诊的时候，往往已经是进展期。

也有研究发现，越年轻的患者，大肠癌为恶性的可能性越大，意味着大肠癌转移的风险越高、转移的速度越快。

说到这儿，很多人会问："医生，年纪轻轻就罹患大肠癌，是不是没有治疗的必要了？"

当然不是，相对老年人，年轻人的身体素质更好，他们往往没有高血压、糖尿病、冠心病等慢性病，对于手术、化疗、放疗等治疗方法的耐受力更好，恢复更快。

所以，年轻人罹患大肠癌并不可怕，只要及时发现、及时治疗，预后同样会不错，怕就怕发现大肠癌的时候就是晚期，由于癌细胞已经广泛转移，医生也束手无策。

即便年轻，也要保持好习惯

年轻就是资本，年轻的时候不"狂"，什么时候"狂"呢？

但是过度的放纵，很容易让健康出现异常，年轻不是大肠癌的挡箭牌。作为医生，我要告诉大家一个无比沉重的消息，由于不健康的生活习惯，让大肠癌的发病开始呈现年轻化的趋势，这给所有人敲响了警钟，预防大肠癌，从年轻时就应该保持好习惯。

很多年轻人几乎一天三顿都是外卖，这是不可取的。不是说外卖不好，而是现在很多外卖都是重口味食物，高油而且高盐，长期吃这种食物，不仅导致摄入更多的脂肪和盐，还会导致膳食纤维的摄入不足。

年轻人既不能"管住嘴"，也不能"迈开腿"，有些年轻人甚至还吸烟、酗酒、熬夜，想想看，天天如此，年复一年，肠道又怎么可能不出问题呢？

所以要想预防大肠癌，年轻的时候就应该养成好习惯，同时还要重视身体发出的报警信号，比如在出现大便性状改变和排便习惯改变的时候，别不以为意，应该及时到医院检查。对于有大肠癌家族史的年轻人，重要的事情说三遍，重视，重视，重视！

中国"造口人"超百万，如何护理

五年的时间里，老张每年都会来找我一次，我为他安排抽血、腹部彩超及肠镜检查，当检查结果出来的时候，我会逐一和老张讲解，告诉他放心，一切都好。但是在五年前，老张的情况却糟糕透顶。他因为便血挂了我的门诊号，通过检查，很快明确为直肠癌，老张说，确诊的那一天，是他人生的至暗时刻。

外科医生告诉老张，由于肿块离肛门很近，无法保住肛门，只能在左下腹行永久性乙状结肠单腔造口。这意味着，老张在以后的漫长时间里，只能依靠人工肛门排便。不得已选择人工肛门排便的人，被统称为"造口人"。

老张只是造口人中普通的一员，这个群体究竟有多大？数据显示，我国目前造口人的总数已经超过了100万，而且还在以每年10万例的速度增长。很多人认为，造口人一定是老年人，这并不正确，造口人没有年龄区分，很多20岁左右的年轻人也可能成为造口人。所谓的造口，就是在肚子上（左下腹部）打个洞，拉一小节肠子出来，做一个人工肛门，粪便就从造口处排出来。

为什么要造口

造口是一种无奈的选择，但也是必须做出的选择，之所以要造口，往往是患者罹患了严重的肠道疾病，如直肠癌、克罗恩病、溃疡性结肠炎等；也有的是腹部外伤导致肠管受伤，患者无法自行排便，必须依赖人工肛门排便。

有的患者进行的造口是永久性造口，就像老张，他必须依赖人工肛门排便。也有的患者是为了身体康复接受了临时造口，如果病情好转，医生会择期进行造口回纳。永久性造口最常见于直肠癌，这也是最常见的造口原因，暂时性造口可以见于直肠癌，也可以见于其他肠道疾病。

　　说到这儿，很多人会问，为什么得了直肠癌一定要造口呢？其实，并不是所有的直肠癌都需要造口，按照位置的不同，直肠癌又分为低位直肠癌、中位直肠癌和高位直肠癌，其中低位直肠癌肿块距离齿状线 5 厘米以内，中位直肠癌肿块距离齿状线 5~10 厘米，高位直肠癌肿块距离齿状线 10 厘米以上。

　　低位直肠癌离肛门最近，医生在进行直肠癌根治手术的时候为了彻底清除肿瘤，不仅要切除肿块，还要切除肿块周围的器官，其中就包括肛管、肛门周围的皮肤、皮下组织和肛门括约肌，但是中位直肠癌和高位直肠癌，由于离肛门相对较远，则可以保住肛门。

造口人的痛

　　肛门这个部位，我们平时很少重视它，除了大便从这里挤出来，似乎没有什么别的作用了。但是拥有时不珍惜，失去时才后悔莫及，肛门自主排便的人是不会理解造口人的痛苦的。造口，不仅仅是对患者身体上的影响，还有心理上的影响。

　　人工肛门造口术后，造口部位可能会出现异味、出血、缺血坏死、感染、水肿、狭窄、回缩内陷、膨出脱垂、疝形成以及周围皮肤炎症。

　　所以，造口术后的护理是一件非常重要的事情，这关系着造口人术后的生活质量，而手术带来的上述并发症对造口人来说，也是一种身体上的巨大折磨。

　　另外，由于肚子上始终要挂个造口袋，而且造口袋是透明的，能够看到流到袋子里的粪便，所以造口人常常有极大的自卑感，他们觉得自己比较脏，甚至觉得自己是一个残缺的人，长时间处于极度的自卑中，很容易导致焦虑和抑郁。

　　肠道疾病的增多，特别是直肠癌发病率的增多，让越来越多的造口人出现了。造口，虽然是无奈的选择，但却延续了生的希望。即便造口，也不意味着低人一等，造口人同样拥有尊严，我们在和造口人相处的时候，应该充分尊重和理解他们。

我曾经接诊过一名 50 岁的女性患者，在造口后，她没有变得沉默寡言，每天依然开心地去跳广场舞，我清晰地记得她说过的话，"我不能看低自己，即便造了口，我依然可以活得很好！"

科学护理造口很重要

有了人工肛门，虽然排便问题解决了，但如果不注意造口部位的护理，一旦造口部位出现水肿、感染，势必影响生活质量，加重痛苦。所以，对于造口人而言，从造口第一天开始，就应该注意科学护理。

首先，饮食上要注意，像辛辣刺激性食物和油炸食物最好别吃，有些带有特殊气味的食物最好别吃，如大蒜、洋葱等，建议不饮酒，不喝浓的咖啡和茶。

人工肛门术后的营养支持更加重要，像富含优质蛋白的鱼、鸡蛋、豆制品、瘦肉等都是可以吃的，蔬菜和水果也是可以吃的，但最好选择菜泥和果泥，这样更有利于消化。

其次要注意建立新的排便习惯。造口的早期，排便往往没有规律，对于护理而言是一大难题。所以，造口人在术后应该注意建立新的排便习惯，一日三餐一定要按时，早晨起来喝一杯温开水，早上可以进行腹部按摩，以促进肠道蠕动。

最后要注意造口周围皮肤的护理。每天都要注意观察造口周围皮肤的颜色变化，如果已经发生糜烂，可以用氧化锌软膏等涂抹造口周围皮肤，如果发生过敏现象，可以局部涂一些抗过敏的牙膏，有时要警惕是不是造口袋导致的过敏。造口周围的皮肤一定要保持干燥，建议家里备点生理盐水和棉签或者棉球，可以在更换造口袋的时候做一下造口部位的清理。

癌胚抗原升高，一定是大肠癌吗

47 岁的唐先生体检的时候发现癌胚抗原升高，他在网上搜索了一下，发现很多文章都说，癌胚抗原升高提示着大肠癌。唐先生越看越害怕，想到这段时间自己总是大便带血，该不会真的得了大肠癌吧？为了查明癌胚抗原升高的原因，唐先生来到医院，挂了我的门诊号。

我详细查看了唐先生的体检报告单，他的体检项目包括癌胚抗原、肝肾功能、血常规、血脂、肺部 CT、腹部彩超、心电图、碳 –14 呼气试验，除了癌胚抗原轻度升高外，其他都没有异常。不过我还是建议他做一下胃肠镜检查。

通过检查，结果显示一切正常。可唐先生还是不放心，"医生，你说我的检查都没什么问题，可为什么癌胚抗原会升高呢？"

要想解开唐先生的困惑，我们首先要了解癌胚抗原究竟是什么。

癌胚抗原究竟是什么

1965 年 Gold（戈尔德）和 Freedman（弗里德曼）首先从结肠

癌胚胎组织中提取到了癌胚抗原，所以刚开始的时候，癌胚抗原被认为是一种与肿瘤相关的抗原。随着研究的进一步深入，科学家发现，癌胚抗原不仅存在于癌细胞表面，也存在于正常胚胎的消化管组织中，正常人的血清中也有微量的癌胚抗原存在。

由此可见，癌胚抗原其实不是肿瘤特有的标志物，它是一种具有人类胚胎抗原特性的酸性糖蛋白，在正常人的身体里也存在这种酸性糖蛋白。

既然不是肿瘤特有的标志物，为什么很多癌症患者抽血的时候会发现癌胚抗原明显升高？

前面说过，癌胚抗原存在于内胚层细胞分化而来的癌症细胞表面，癌胚抗原在细胞浆中形成，通过细胞膜分泌到细胞外，然后进入周围体液。可以这么理解，癌症导致了癌胚抗原的生成增多，癌胚抗原被释放到周围体液中，所以我们可以从血液、脑脊液、乳汁、胸腹水及大小便中找到它的蛛丝马迹。

由于癌胚抗原带了一个"癌"字，所以，很多人就错误地认为得了癌症，癌胚抗原一定会升高，反过来，癌胚抗原升高就一定会有癌症。

其实这两种推断都不正确，癌症与癌胚抗原之间不能画等号。

🌐 良性疾病也会引起癌胚抗原升高

很多良性疾病，如心脑血管疾病、糖尿病、肠炎、肠息肉、胰腺炎、肝硬化、肺炎等疾病，均可能导致癌胚抗原升高。

由于癌胚抗原可以存在于正常胚胎的消化管组织中，所以妊娠会引起癌胚抗原升高。也有研究发现，长期吸烟的人群，癌胚抗原也有可能升高。

很多医院都可以进行癌胚抗原检查，虽然诸多体液中都可以检测到癌胚抗原，但是抽血检查仍然是目前应用最广的方式。不同医院检测癌胚抗原的机器型号可能不同，但是癌胚抗原的正常参考值一般是 0~5 纳克／毫升，如果超过这个范围，则自动被认为是异常，这时会用上升的箭头标出来。

我遇到过很多像唐先生这样癌胚抗原升高的人，但是大多数是轻度升高，即癌胚抗原检测值为 6 或 7。

网上的很多言论并不靠谱，他们认为癌胚抗原只要升高就一定是得了大肠癌或是其他癌症，这样的言论不仅危言耸听，还很容易吓到人。

什么情况下要警惕恶性肿瘤

如果在检查癌胚抗原的时候发现癌胚抗原明显升高，且数值超过正常值的 4 倍，就要高度警惕恶性肿瘤。

但是癌胚抗原明显升高，就一定提示是大肠癌吗？

同样不是，虽然癌胚抗原最早是从结肠癌组织中提取到的，但它并没有特异性，换句话说，很多癌症如胰腺癌、胃癌、乳腺癌、甲状腺癌、肝癌、肺癌、卵巢癌等都可能引起癌胚抗原升高。

所以，癌胚抗原不是大肠癌的特异性标志物，在诊断上只有辅助参考价值。

正确认识癌胚抗原

目前癌胚抗原检查被广泛应用于体检，一些体检单位告诉被检查者，如果癌胚抗原正常，就意味着体内没有癌症。这是不正确的。癌胚抗原升高，不代表一定会得癌症，癌胚抗原正常，也不代表一定不得癌症。

比如 2009 年一项针对大肠癌的研究发现，研究者对 600 例大肠癌患者进行检查，结果显示其中只有 300 例出现癌胚抗原升高，另外 300 例癌胚抗原完全正常。如果这 300 例患者仅仅依靠癌胚抗原结果就确定自己没得大肠癌，结果可想而知。毕竟大肠癌属于恶性肿瘤，没有及时干预很容易导致癌细胞扩散转移。所以，正确认识癌胚抗原至关重要。

①单纯的癌胚抗原筛查并不能判断到底有没有癌症，癌胚抗原检查必须与其他的检查结合才有意义，如癌胚抗原检查结合胃肠镜、肺部 CT 或腹部 CT 等。

②轻度异常的癌胚抗原在复查的时候最好选择同一家医院，不同医院检测的设备和技术可能不同，检查结果，可能会出现一定的误差，比如在一家医院检查轻度异常，在另一家医院检查可能正常。

③发现癌胚抗原升高，如果拿不准，别轻信网上的言论，建议咨询专业的医生。

④吸烟会干扰癌胚抗原的检查结果，在决定做癌胚抗原检查前，最好戒烟。

阑尾，肠道益生菌的挪亚方舟

说起阑尾，很多人都会嗤之以鼻，他们认为，这个像蚯蚓一样的器官，根本没什么作用，还极有可能发炎。这是很多人对于阑尾的初始印象。

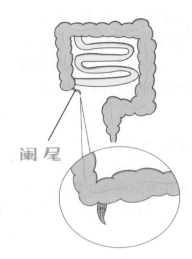

阑尾

这种想法是大错特错的。阑尾虽小，但是它的作用不容忽视。阑尾位于右髂窝内，它的长度一般是 6~8 厘米，直径则为 0.5~0.7 厘米，如果和肠道里的其他部位相比，阑尾的空间实在是太小了，但是恰恰是这么一个小空间，却是搭载肠道益生菌的"挪亚方舟"。

益生菌的挪亚方舟

我们每天都要摄入各种食物，这些食物上可能携带很多细菌，如果没有清洗干净，病原体就可能进入肠道，进入肠道的有害菌一旦数量足够多，就会对益生菌的王者之位发起挑战。

在有害菌强大的攻势下，益生菌无力抵抗，就必须寻找庇护所，以保存有生力量，伺机东山再起，这个时候，阑尾就成了最佳选择。

阑尾虽然很小，但是阑尾里有一层特殊的生物膜，这层生物膜就像是一层天然的保护屏障，可以有效地保护益生菌。

相信很多人都听说过有关"挪亚方舟"的传说，正是这艘方舟，让地球上的生命得以延续下来，而阑尾，毫不夸张地说，则是益生菌的"挪亚方舟"。有了阑尾的保护，益生菌得以生存下来，通过自我修复，不断强大，很快就能夺回战场的主动权，击败有害菌，再次让肠道菌群恢复平衡。

早在 2007 年，美国研究人员就发现阑尾有助于有益菌存活并进入结肠栖息繁殖。2014 年，日本研究人员对比研究了切除阑尾的实验鼠和没有切除阑尾的实验鼠，发现切除阑尾的实验鼠大肠内某种免疫细胞减少了一半，肠内的细菌平衡也失调了。他们因此确认阑尾对于保持肠内细菌的平衡发挥了作用。

❋ 免疫防线

很多人认为阑尾是无用的，这是对阑尾的误解。阑尾虽然依附在盲肠上，但是阑尾的组织结构其实和结肠很相似，阑尾黏膜是由结肠上皮构成的，黏膜和黏膜下层都含有丰富的淋巴组织，因此，阑尾被认为是淋巴器官，能够参与 B 淋巴细胞的产生。想必大家都非常清楚，B 淋巴细胞在抗原刺激下可分化为浆细胞，浆细胞可合成和分泌抗体（免疫球蛋白），主要执行机体的体液免疫。

所以，即便是看起来很小的阑尾，对人体健康而言也是极为重要的，因为阑尾的存在，可以构建一条强大的免疫防线，对于预防病毒等感染至关重要。

但是阑尾里的淋巴组织并不是一直存在的，这些淋巴组织在人 12~20 岁的时候达到高峰期，此时淋巴滤泡达 200 多个，达到巅峰后，淋巴组织会不断减少。30 岁以后淋巴滤泡明显减少，到了 60 岁左右，几乎就完全消失了。

很多国家的婴儿生下来就切除阑尾吗

我们偶尔能看到这样的文章，据说很多国家，婴儿一出生就要进行阑尾切除，因为他们认为阑尾是无用的，而且容易发炎，一发炎就要手术治疗，为了降低发炎的风险，干脆一出生就切掉。

其实这些都是谣言。不仅父母不会这么做，医生也不会这么做，因为即便是阑尾炎手术，也存在不可预知的风险，对于刚出生的婴儿来说，一旦出现手术并发症，可能会致命。

至于很多人所说的阑尾很容易发炎，所以要切掉，这更是谬论了。阑尾炎虽然发生率高，但是不发生急性阑尾炎的人比例更高，更多的人一生都不会出现阑尾炎，他们可以享受阑尾给身体带来的好处。

切除阑尾后，大肠癌的发生风险会增加吗

在《2015 中国早期结直肠癌及癌前病变筛查与诊治共识》中，把"阑尾切除史"当作了一条筛查标准，越来越多的研究也指出，切除阑尾后，大肠癌的发生风险会增加。

我们的阑尾具有保护益生菌和维持免疫平衡的功能，如果切除阑尾，益生菌将失去庇护所，肠道菌群更易紊乱，与菌群失调有关的疾病发生率也会增加。有研究发现，阑尾切除后，罹患溃疡性结肠炎、克罗恩病等慢性炎症性肠病的风险都会增加，这些疾病转为大肠癌的风险是正常人的 10~20 倍。

阑尾的黏膜上皮具有分泌黏液的作用，黏液可以起到润滑粪便、促进粪便排出以及保护肠黏膜的作用。切除阑尾后，无法再分泌这种黏液，随着时间的推移，肠黏膜更易出现异常，发生大肠癌的风险也会增加。

由此可见，小小的阑尾，其实对健康而言至关重要。所以，不要等到阑尾发炎时才想着去保护它，平时就应该养成良好的生活习惯，以降低阑尾炎发生的概率。

这种肚子疼可能是阑尾炎

因为腹痛，33 岁的李先生来到消化内科门诊，他告诉我，昨晚和朋友一起吃了烧烤、喝了啤酒，今天早上起来就感到肚子疼。开始是上腹部疼，李先生误认为可能是昨天吃的烧烤不干净，引起了急性肠胃炎。但是拖到了中午，肚子疼得不仅更加剧烈了，而且疼的位置也发生了改变，从上腹部转移到了右下腹。

看到李先生这么痛，我赶紧让他在检查床上躺下来。通过触诊，我发现李先生疼痛的位置是在右下腹，我告诉他，这可不是肠胃炎，要考虑阑尾炎！

阑尾是一条细长弯曲的盲管，在腹部的右下方，位于盲肠与回肠之间，它的根部连于盲肠的后内侧壁，远端游离并闭锁，长度为6~7 厘米，由于看起来特别像蚯蚓，所以又被称为蚓突。

由于阑尾位置特殊，而且特别容易发炎，炎症刺激腹膜后就会引起腹痛，所以对于右下腹痛，要首先考虑急性阑尾炎。

急性阑尾炎容易被误诊为胃痛

"可是医生，我一开始不是右下腹痛啊，我明明是胃这里痛"，对于罹患急性阑尾炎这个现实，李先生似乎还是难以接受。

其实很多人都有李先生这样的症状，刚开始不是右下腹痛，而是脐周或上腹痛，特别是上腹痛最易被误诊为胃病。之所以出现这样的情况，是因为控制阑尾的神经是由交感神经纤维经腹腔丛和内脏的小神经传入，由于其传入脊髓的节段是在第十或第十一胸节，所以当阑尾急性发炎时，常常表现为第十或第十一胸节所管理的脐周或上腹部的牵涉痛。

随着时间的推移，急性阑尾炎病情迅速进展，阑尾伴有化脓、穿孔，造成明显腹腔感染的时候，疼痛症状不仅更加明显，而且常常固定在右下腹。所以，如果出现转移性右下腹痛，特别是从脐周或上腹转移到右下腹，这个时候一定要高度警惕急性阑尾炎的可能。

为什么会出现急性阑尾炎

阑尾这个蚯蚓一样的器官，它有一张嘴，也有一个尾巴，想想看，某些特殊的原因导致嘴巴堵塞，阑尾内的压力增加，阑尾内的细菌大量繁殖，阑尾想不发炎都难。

由于阑尾根部连于盲肠的后内侧壁，盲肠是容易潴留粪便的地方。一些小的粪块可能进入阑尾腔，有些粪块进入后就不愿意再出来了，时间长了，坚硬的粪块堵塞了管腔，或是形成了坚硬的结石卡在了管腔里，这些都可能导致阑尾引流不畅，诱发急性阑尾炎。

阑尾是人体重要的免疫器官，阑尾管壁能产生淋巴滤泡，可一旦这些淋巴滤泡过度增生，也容易堵塞阑尾管腔，诱发急性阑尾炎。

还有一些并不太常见的原因，如未消化的食物残渣进入了阑尾腔并发生了堵塞，再如蛔虫钻进了阑尾腔，死活都不愿意出来了。还有一些人在吃红枣的时候不吐核，或是吃鱼的时候吞下了鱼刺，进入肠道的枣核和鱼刺都可能成为异物，阴差阳错之下异物堵塞了阑尾管腔，也会诱发急性阑尾炎。

阑尾这个器官虽然不大，但是发生阑尾肿瘤的风险还是有的，有些患者出现急性阑尾炎，做了手术医生才发现，原来是阑尾肿瘤在作怪。不过，你也不必过于担心，因为阑尾肿瘤的发生率并不高，在切下的阑尾里，有肿瘤的概率也只有1%。

饮食不注意会诱发急性阑尾炎

导致急性阑尾炎最根本的原因其实就是阑尾腔堵塞。粪块和结石是最易堵塞阑尾腔的东西，我们每个人肠道里每天都会产生大便，有大便就存在堵塞阑尾腔的风险。

如果不注意保持健康的饮食习惯，如吃得太过油腻，或吃了很多辛辣刺激性食物，这些都有可能导致便秘的发生，大便变得干结，粪块在肠道里停留的时间延长，粪块堵塞阑尾腔的风险更高，自然容易发生急性阑尾炎。

不健康的饮食习惯还可能诱发肠道炎症。在炎症的刺激下，阑尾腔里的淋巴滤泡可能会过度增生，阑尾的肌层和血管反射性痉挛，阑尾黏膜缺血，也容易诱发急性阑尾炎。

得了急性阑尾炎，可以保守治疗吗

得了急性阑尾炎，到底是保守治疗还是做手术？很多人都特别纠结。

所谓的保守治疗，其实就是抗生素治疗，也就是大家平时所说的消炎。研究发现，对于初次发生的、程度较轻的、早期的急性单纯性阑尾炎，大约90%的患者接受抗生素治疗后都有效，只有约10%的患者抗生素治疗无效并且需要立即手术。由此可见，保守治疗是可以治疗急性阑尾炎的，但是只适合初发的急性单纯性阑尾炎。

不过，保守治疗后，并不能保证急性阑尾炎不再复发。也有研究发现，经过保守治疗好转的急性阑尾炎患者，复发的风险会更高。

手术治疗

虽然一部分急性阑尾炎可以采用保守治疗的方法，但是绝大多数急性阑尾炎一旦确诊，外科医生往往会建议尽早手术治疗。

为什么要这样？一方面是因为经过保守治疗好转的急性阑尾炎患者复发的风险会更高，如果复发则依然需要手术干预，与其如此，还不如一次解决；另一方面，急性阑尾炎的发展过程可能经历四步：急性单纯性阑尾炎→急性化脓性阑尾炎→坏疽性及穿孔性阑尾炎→阑尾周围脓肿，从这四步我们很容易看出，随着时间的推移，急性阑尾炎导致的症状越重，病情越复杂，预后越差，治疗难度越高。既然如此，为何不从一开始最易干预的时候就干预呢？

说起急性阑尾炎手术治疗，很多人会说，这太简单了，这就是一个小手术。

的确，急性阑尾炎的手术方式并不复杂，大多数情况下，使用腹腔镜微创即可解决。但小手术也存在风险，阑尾切除术后可能存在出血、切口感染、粘连性肠梗阻、阑尾残株炎等。所以，即便是小手术，医生在术前也会与患者及家属谈话，告知相关的风险。

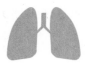

三年前得了肺结核，
三年后肠结核又来了

腹痛、便秘、右下腹摸到了一个肿块，与此同时还伴有发热、消瘦，25 岁的金小姐通过手机 APP 咨询了一个网上的医生，对方说她可能得了大肠癌，吓得金小姐，急忙来到医院就诊。

通过检查，我发现，病变的位置在回盲部，这里似乎可见一个肿瘤，肿瘤周围有大量的纤维组织增生，肠腔因此变得非常狭窄，肠镜抵达这里后就再也不能往前了。为了明确病因，我在病变位置取了活检。

单从肠镜检查来看，的确还不能明确是哪一种病变。不过，金小姐反映的一个问题引起了我的重视，那就是三年前她得过肺结核，当时在感染内科门诊治疗过。

几天后，病检结果证实，长在回盲部的这个肿瘤，其实是肠结核。因为活检发现了肉芽肿伴干酪样坏死，这是肠结核诊断的金标准。

原来，位于回盲部的肠结核，导致了瘢痕形成，纤维组织增生，这些让这个部位形成了一个假性肿瘤，虽然看起来像是大肠癌，但归根结底，还是肠结核形成的肉芽肿所致。

罪魁祸首是结核分枝杆菌

自从确诊了肠结核之后，金小姐就特别郁闷，她觉得自己和结核是"杠上了"，三年前自己得了肺结核且治愈了，没想到三年后肠结核又来了。

其实无论是肺结核还是肠结核，罪魁祸首都是结核分枝杆菌。

1882年，德国细菌学家郭霍（Robert Koch）首先发现并证明结核分枝杆菌是结核病的病原菌。随后科学家通过对结核杆菌的不断研究，终于揭开了它的庐山真面目，它是专性需氧的一类细菌，无鞭毛，有菌毛，有微荚膜但不形成芽孢，抗酸染色阳性。因为抗酸染色阳性，所以医生在对肺结核患者进行痰检的时候，最常做的检查就是痰涂片抗酸染色。

肺结核患者在咳嗽的时候，痰液里会含有结核分枝杆菌，结核分枝杆菌可以通过空气传播，所以肺结核属于传染病，但是肠道里的结核又是怎么来的呢？原来，肺结核患者在咳嗽的时候，经常咽下含有结核分枝杆菌的痰液，这些痰液经过消化道，躲过了胃酸和免疫系统的追杀，最终来到了小肠和大肠交界的部位——回盲部。

回盲部包括回盲瓣、回肠末端和盲肠，结核分枝杆菌特别喜欢此处，一方面是因为肠内容物在这里停留的时间更久，可以留给结核分枝杆菌充足的时间来感染这里的肠黏膜。另一方面是这里含有丰富的淋巴组织，而结核分枝杆菌又特别喜欢淋巴组织，所以它会把这里当成自己的"殖民地"，趁机生存下来。

可也有些罹患肠结核的人，不仅没有得过肺结核，而且检查提示肺部一切正常，这又是怎么回事呢？

有些患者虽然没有得过肺结核，但得过喉结核，喉结核患者同样容易出现痰液或口水咽下，有些患者是在和肺结核患者一起生活、密切接触时感染的，如和肺结核患者共用餐具进餐，但消毒工作又没做好。

还有些肠结核患者是在喝下被结核分枝杆菌污染的牛奶或其他乳制品后感染的，但总体而言比较少见，因为现在的乳制品消毒灭菌措施都很严格了。

得了肠结核，都有哪些症状

当结核分枝杆菌停留在回盲部的时候，并不一定会致病，有些人可能已经感染很久了，但是由于结核分枝杆菌的数量不多、毒力不大，再加上身体的免疫状态良好，使得这种细菌一直被压制。然而一旦身体免疫力下降，或是结核分枝杆菌的数量足够多、毒力足够强大的时候，疾病的发生就不可避免了。

所以不同的人出现肠结核的时间不同，有人感染后可能一两个月就出现症状了，也有的人可能好几年才出现报警信号。

根据病理性质的不同，肠结核又分为溃疡型、增生型和混合型，不同的类型可能引起不同的症状，如溃疡型主要引起腹泻，增生型主要引起便秘，混合型可能引起腹泻与便秘相交替。

除了大便习惯改变之外，腹痛、腹部肿块、发热、盗汗、贫血、乏力等也是肠结核常见的症状，但是这些症状不是肠结核特有的，也可见于大肠癌和克罗恩病，所以单凭症状不能直接诊断为肠结核。

当肠结核发出报警信号的时候，很多患者并不重视，一拖再拖，会导致病情不断进展，如肠结核会引起肠梗阻、肠穿孔、结核性腹膜炎、瘘管和肠出血等并发症，目前还没有证据支持肠结核会转为大肠癌，两者是完全不同的疾病。

还有研究发现，肠结核患者更易出现肠道菌群失调，当肠道结核分枝杆菌的数量和毒力足够强大的时候，会对肠道原有的菌群王国造成影响，引起双歧杆菌和乳酸杆菌的数量减少，拟杆菌的数量会增多，当肠道菌群失调后，会进一步加重肠道的炎症和相关症状。

如何确诊肠结核

确诊肠结核，我们不仅要依据患者的症状，还要依据相关检查结果，由于中青年人群肠结核的发生率更高，所以对于曾经罹患过肺结核的中青年，在出现腹痛、腹泻、便秘、右下腹痛、腹部肿块、发热、盗汗、消瘦等报警症状时，要高度警惕是不是得了肠结核。

确诊肠结核，需要 X 线钡剂检查、CT 检查、结肠镜检查、结核菌素试验、结核感染特异性 T 细胞检测（T-SPOT）等检查方式。

X 线钡剂检查可以发现肠跳跃、肠管变形、肠腔狭窄，CT 检查有助于评估肠腔内和肠腔外的病变范围，但是两种检查都不能彻底肯定就是肠结核；结核菌素试验，就是我们所说的 PPD 试验，即便阳性，也不能说一定就是结核感染，因为接种疫苗也会引起；结核感染特异性 T 细胞检测阳性，也不能区分是潜伏感染还是疾病活动。由此可见，这些检查只能作为辅助诊断的依据。

确诊肠结核，金标准是依赖肠镜检查和病变部位的活检，如果发现有干酪样坏死，则可以明确诊断。

遗憾的是，结核分枝杆菌是一个隐藏高手，有时即便进行了活检，医生也不一定能明确是肠结核，甚至和克罗恩病难以区别。这个时候，医生会建议进行经验性抗结核治疗，如果症状好转，病变改善，那么可以诊断为肠结核。克罗恩病是一种无法治愈的慢性炎症性肠病，但肠结核通过积极治疗是可以痊愈的。

如果经验性抗结核治疗失败，这个时候要警惕其他的病变，如克罗恩病、淋巴瘤或是大肠癌，为了明确诊断，可能需要腹腔镜探查或手术探查。

肠子缺血，差点要了我的命

心脏和大脑无疑是最易出现缺血的两个部位，随着年龄的增长，心血管和脑血管出现动脉粥样硬化，血管变得越来越狭窄，由于供血供氧减少，患者常常会感到一系列不适。如果心血管狭窄，会出现胸痛胸闷，如果脑血管狭窄，则会出现头昏头痛。但是除了心脏和大脑以外，你知道肠子也会缺血吗？

65岁的老沈因为腹痛、便血到医院就诊，老沈说一天前自己开始腹痛，本以为是吃了剩菜引起的，吃了消炎药，但现在腹痛不仅没有好转，反而越来越严重，痛到大汗淋漓。

通过对老沈腹部进行体格检查，我发现情况非常糟糕，老沈的左下腹不仅有明显的压痛，而且还有腹肌紧张和反跳痛，这是腹膜炎的表现。通过进一步检查，老沈被确诊罹患了肠梗死，需要立刻手术治疗。

很多人不知道什么是肠梗死，但是如果你了解心肌梗死和脑梗死都是血管病变，那么你就能理解，肠梗死其实也是血管病变。

老沈住进普外科病房后，当天就接受了手术治疗，外科医生告诉他，你再来晚一点，可能连命都没有了。

肠子缺血，有那么吓人吗

老沈所罹患的其实是缺血性肠病，通俗来说，就是肠子缺血。说到肠子缺血，很多人可能会说："有那么吓人吗，居然还会危及生命？"

如果你足够了解肠子缺血，你就能明白，医生的话绝不是危言耸听。

1963年，肠子缺血理论首次被医生提出来，到了1969年的时候，缺血性肠病被证实并命名。缺血性肠病是由于肠道供血不足或者回流受阻导致肠壁缺血性损伤，进而引起的急性或慢性炎症性改变。

所以，归根结底，肠子缺血是血管出了问题。

我们人体的血管错综复杂，动脉、静脉和毛细血管连接着不同的器官，在人体内组建了一个庞大的血管网，无论是心脏还是大脑都要从血管里获取营养，我们的肠道同样如此。

每一个人的肠道里都有密密麻麻的血管，在肠镜下观察的肠黏膜往往是红色的，这是因为密密麻麻的血管网提供了大量的血液给肠道。

肠道里最主要的两条血管为肠系膜上动脉和肠系膜下动脉。肠系膜上动脉的分支包括回结肠动脉、右结肠动脉和中结肠动脉；肠系膜下动脉的分支则包括左结肠动脉、乙状结肠动脉和直肠上动脉，这些大动脉中间又有很多小动脉，它们交织在一起，构建了一个庞大的肠道血管网，将血液源源不断提供给肠壁。

想想看，如果这些血管出现动脉粥样硬化甚至形成血栓时，结果会怎么样？一旦支配肠道某个部位的血管出现异常，就会导致那个部位的肠段出现缺血，严重的还会引起肠梗死、穿孔、中毒性休克和全身多器官功能衰竭，这些并发症当然会对患者的生命造成威胁。有数据显示，如果缺血累及肠壁的全层，即便能接受手术治疗，术后死亡率仍然高达60%。

🦠 血管病变，有时比癌症更可怕

癌症可怕吗？当然可怕，癌症更像是一种慢性病，癌症的形成不是一天两天的事情，如果没有被及时发现，癌细胞会发生远处转移，到目前为止，医学界还没有找到一种能阻止癌症转移的方法。

但是血管病变有时比癌症更可怕，不光是肠道，身体任何一个器官出现血管病变都非常可怕。像急性心肌梗死、急性脑梗死，如果处理不及时，患者很快就会被夺去生命。和癌症相同的是，血管病变也有一个长期的慢性的过程；和癌症不同的是，一旦紧急情况出现，如血管完全闭塞或者血栓形成，那么它的危险性比癌症更高，导致的死亡率也更高。

正因如此，我总是告诉那些有高危因素的人，一定要重视血管病变。

那么，哪些人属于血管病变的高危人群呢？

大量的研究发现，有高血脂、高血压、糖尿病的人群，不仅罹患心脑血管疾病的风险很高，罹患肠缺血的风险也很高，这是因为这些疾病更易导致血管硬化，血管的弹性降低，使得血管更易狭窄，形成血栓的风险更高。

像老沈，他出现肠缺血，是因为他不仅有高血压，还有糖尿病，他根本没把这两种病当回事，血糖和血压一直控制得不好，老沈以为自己能吃能睡，身体无大碍却不知道身体里的血管早就不好了。

即便没有上述三种疾病，但如果你长期吸烟酗酒，长期高脂肪饮食、缺少膳食纤维摄入，长期服用泻药、口服避孕药，那么你同样属于肠缺血的高危人群。因为不健康的生活习惯更易影响血管健康，让血液处于黏稠状态。

从年轻时就要注意保护肠子和血管

对于有高危因素的人群，一定要重视肠子发出的异常信号，在出现不明原因腹痛、便血、腹胀和腹泻的时候都要警惕血管病变。

刚开始的时候，肠缺血所导致的症状不一定很严重，但这也是容易被忽视的时候，很多人误认为是急性肠胃炎或者是消化不良，随着时间的推移，肠缺血越来越严重，病情就会迅速恶化，甚至难以逆转了。

一旦确诊肠缺血，医生通常采用的治疗方式有两种，内科保守治疗和外科手术治疗。如果肠缺血病情很轻，而且没有什么严重并发症，这个时候往往采取保守治疗，如使用抗生素、静脉营养、禁食、扩张肠道血管等。

但如果肠缺血很严重，或是出现了严重的并发症，如急性肠梗死和穿孔，这个时候就需要外科手术治疗了。

由于肠缺血与高血脂、高血压和糖尿病有关，所以积极控制好"三高"至关重要。从年轻时就应该养成良好的生活习惯，如不要进食太多高热量、高脂肪食物，不要吃太多盐，不要吸烟和酗酒，坚持规律运动，不要熬夜，注意补充膳食纤维。事实上，这些好习惯坚持下去，人不仅不会肥胖，还能远离"三高"。

已经出现"三高"的人群，也不能自暴自弃，因为如果不注意保护血管，血管病变只会越来越严重。所以，"三高"人群，除了坚持服用医生开的降血脂、血压和血糖的药物，把原发病控制好之外，同样要保持健康的生活习惯。

另外，要记住，肠道重在保养，养成规律的排便习惯、多喝水、不乱吃减肥药和泻药，才能更好地保护肠道。

年轻时就遭遇重病，
靠一根营养管顽强活着

　　22岁的晓飞在日记里写道："年轻时就遭遇重病，我感到整个世界都坍塌了，四周见不到一丝光亮，在密不透风的房间里，我感到要窒息了，我不知道接下来该怎么办，我只有22岁，我的人生才刚刚开始……"

　　我在门诊见过晓飞很多次，他定期来门诊开肠内营养剂，他瘦得皮包骨头，仿佛一阵风就能把他吹走。他第一次来找我看病的时候，苦笑着说："我的体重不断下降，没办法，皮带上只能不断打出新孔，不然根本没办法系紧。"

　　一根白色的长管从他的鼻子里伸进去，这根管子直通身体的内部，最后抵达的部位是空肠，医学上管这样的管子叫鼻空肠营养管。对于晓飞来说，这是一条救命的管子，依靠这根管子，他可以获得源源不断的营养。"要是没有这根管子，我早死了，因为我什么都吃不下。"晓飞说。

　　不光我认识晓飞，事实上，整个消化内科病房的医生和护士都认识他。每一次他住院，护士领来了肠内营养剂之后，晓飞都不需要护士帮忙，自己就能动手。

　　久病成良医，晓飞说他已经成为半个医生了。半年前他被确诊为克罗恩病，半年来，他不断学习不断进步，现在对于克罗恩病方面的知识，他了解的可一点都不少，但他同样迷惘、无助、害怕，因为这是一种无法根治的慢性病。

克罗恩病，究竟是一种什么病

慢性病、不能治愈、很痛苦、发病原因不明、治疗过程复杂、花费高，我试图找出最适合克罗恩病的一个标签，却发现，这些其实它都符合。

有人说，既然是慢性病，它应该是老年人才会罹患的疾病吧，就像高血压、糖尿病和冠心病一样，年龄越大，罹患的风险越高。

克罗恩病可见于任何年龄段，但是 15~25 岁是它的发病高峰阶段，40 岁前发病者超过 80%。所以，克罗恩病，其实是一种越年轻越容易得的疾病。作为消化科医生，我曾接诊过很多克罗恩病患者，他们大多数都很年轻，最小的只有 13 岁，还在读初中。

对于这些年轻人来说，人生刚刚开始，在花季里，他们本该尽情驰骋，努力生活，但是克罗恩病的降临，无疑毁灭了这一切的美好。为了治疗这种慢性病，很多人跟着父母东奔西走，辗转于不同的城市和医院，病情严重的患者，甚至不得不放弃学业。

克罗恩病之所以如此可怕，是因为它是一种消化道慢性肉芽肿性疾病，从口腔到肛门的各段消化道均可受累，但是最常见于回肠末端和邻近结肠，所以小肠和大肠是克罗恩病最易伤害的部位，而且它具有终身复发的特点，所以一旦确诊克罗恩病，就意味着漫长的时间里，患者必须一直和这种疾病做斗争。

克罗恩病的危害有多大

对人体而言，克罗恩病是一个强大的敌人，随着时间的推移，它会越来越强大。克罗恩病就像蝼蚁一样蚕食着消化道，千里之堤溃于蚁穴，一拖再拖，只会导致并发症的发生。对于克罗恩病患者而言，最严重的并发症是肠腔狭窄、肠瘘、腹腔脓肿。

肠腔狭窄会让肠梗阻的发生风险增加。很多克罗恩病患者可能吃一点点东西就感到腹胀、腹痛、恶心、呕吐，甚至也不排便、排气了，这些其实都提示着肠梗阻。

肠瘘是肠道与其他器官、腹腔或体表形成的异常通道，如直肠膀胱瘘、直肠阴道瘘、直肠肛门瘘、空回肠瘘、结肠瘘和回肠乙状结肠瘘，瘘的存在，让肠道的内容物可以通过这些小孔流到别的地方。肠道里有很多细菌，一旦形成瘘，最突出的表现就是继发感染。如果瘘的部位是腹腔，细菌到腹腔里，不仅可以导致腹腔脓肿，还可引起腹膜炎，甚至导致脓毒性休克；如果瘘的部位是膀胱，肠道的大便可以从尿道排出，引起严重的尿路感染；如果瘘的部位是阴道，可以表现为阴道排气、排便，导致阴道内严重的感染。

诸多消化道和消化道以外的表现，让克罗恩病患者非常容易出现营养不良，营养不良的发生与克罗恩病的病情成正比，病情越重，营养不良越严重，严重的营养不良会导致体重减轻，皮下脂肪和肌肉明显减少。很多克罗恩病的患者都像是从集中营走出来的一样，骨瘦如柴。

据统计，超过 95% 的患者在克罗恩病的发病过程中出现不同程度的营养不良，且这种现象在儿童中更为多见。对儿童而言，营养不良的影响尤为严重，可导致生长发育受限，甚至影响智力的发育。

为什么会出现克罗恩病

克罗恩病是一种发病机制非常复杂的疾病，环境因素、遗传因素、感染与肠道菌群失调、免疫因素均参与克罗恩病的发病。

正因为有这么多因素在产生影响，所以克罗恩病的治疗非常困难，到目前为止，科学家也没有找到一种能彻底治愈克罗恩病的特效方法。

克罗恩病一开始被称为"西方文明病"，它在欧洲高发，亚洲罕见，但是随着生活水平的提高，经济的不断发展，亚洲克罗恩病的发生率也越来越高。很多科学家认为，工业化导致的环境污染、吸烟、生活方式的改变、不健康的饮食习惯都可能是诱发克罗恩病的因素。

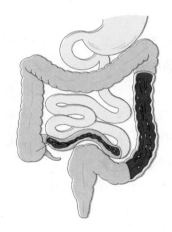

如果家族里有人罹患克罗恩病，一级亲属的发病率会明显高于普通人，所以遗传因素在克罗恩病的发病中扮演着重要角色。

为什么需要肠内营养

吃又吃不下，再加上疾病的消耗，使得克罗恩病患者陷入了营养不良的恶性循环，于是很多像晓飞这样的克罗恩病患者不得不接受肠内营养治疗。

肠内营养治疗包括两种方案，经口营养摄入和管饲。但很多患者由于出现了严重的并发症，使得他们根本吃不进东西，于是医生开发了管饲治疗。管饲的途径有多种，如鼻胃管、鼻肠管、胃空肠营养管及瘘口远端回输管。

晓飞采用的是空肠营养管，空肠属于小肠，人体的营养物质在小肠直接被吸收，所以把肠内营养剂泵入小肠，可以保证营养直接被小肠吸收。

说到这儿，可能有很多人会问肠内营养剂究竟是什么。肠内营养剂是直接从动植物体内把营养成分提取出来，它的营养成分主要包括蛋白质、糖类、脂肪类、维生素、矿物质等。

根据氮质来源，肠内营养剂分为氨基酸型、短肽型和整蛋白型。氨基酸型和短肽型具有营养全面、可直接吸收、残渣极少、无抗原性等优点，但缺点为口感差、渗透压高，适用于胃肠道功能不好的患者；整蛋白型渗透压接近等渗，口感较好，适于口服，也可以管饲，适用于胃肠道功能比较好的患者。

越来越多的克罗恩病患者接受肠内营养治疗，一方面是因为他们存在严重的营养不良和进食、消化、吸收障碍，另一方面是营养治疗可以在短期内改善肠道病变的活动性，诱导缓解。很多科学家认为肠内营养对于肠道菌群的恢复有帮助，肠内营养减少了饮食中抗原和脂肪的摄取，从而减少了肠道炎症的发生，肠内营养提供的维生素、微量元素和膳食纤维对于病变的恢复至关重要。

如何远离克罗恩病

治疗克罗恩病除了肠内营养治疗法之外，还包括药物治疗和手术治疗。药物治疗包括氨基水杨酸制剂、糖皮质激素、免疫调节剂和生物制剂，不同的药物有不同的优缺点，但是目前生物制剂是治疗热点，很多消化内科都开设了日间病房，目的是方便克罗恩病患者接受生物制剂注射。手术治疗是对药物治疗的补充，适用于内科治疗无效且有严重并发症的克罗恩病患者。但无论是药物治疗还是手术治疗，都不能从根本上彻底治愈克罗恩病，克罗恩病具有终身复发的倾向，由于克罗恩病的治疗周期特别长，花费特别多，很多家庭因此不堪重负。

随着克罗恩病的发生率越来越高，它已经引起了整个社会的重视，由于克罗恩病往往伤害的都是年轻人，对个人、家庭甚至整个社会都有不同程度的影响。

克罗恩病很可怕，为了降低它的发生风险，预防就显得尤为重要。

长期吸烟的人群，发生克罗恩病的风险是不吸烟者的2倍，且克罗恩病患者继续吸烟还会导致病情恶化。所以，远离烟草，对预防克罗恩病很重要。

克罗恩病是一种"富贵病"，高糖、高蛋白、高脂肪食物很容易导致肠道菌群失调，减少肠黏液的生成，破坏肠黏膜的防御屏障。很多孩子从小就爱吃各种快餐，不仅易肥胖，罹患克罗恩病的风险也会更高。所以，改变饮食结构，注意营养均衡，适量补充蛋白质和膳食纤维才是最重要的。

不要让孩子变成温室里的花朵，不要给他们滥用抗生素。滥用抗生素只会加重肠道菌群的失调，让孩子更易出现克罗恩病。

长期熬夜、压力太大、不注意个人卫生，这些也都会增加克罗恩病的发生风险，所以孩子从小就应该养成好习惯，不要等出现克罗恩病的时候才后悔莫及。

生物制剂，
是治疗克罗恩病的终极撒手锏吗

22岁的小雨是三年前确诊克罗恩病。他当时的体重只有45千克，对于身高一米七八的他来说，瘦成了皮包骨，重度营养不良。小雨说他自己崩溃了无数次，甚至写好了遗书，等待死亡来临。

好在一年后，在医生的建议下，小雨选择了生物制剂治疗。通过治疗，小雨的病情逐渐得到控制，他的体重恢复到120斤，抽血显示C反应蛋白和血沉都恢复了正常，肠镜和小肠镜检查提示原本受损的小肠黏膜和结肠黏膜都已经完全愈合了。

但高兴之余，小雨也有自己的担心：生物制剂的作用还能维持多久？有朝一日生物制剂突然没用了，该怎么办？

生物制剂究竟是什么

能够治疗克罗恩病的药物非常多，氨基水杨酸制剂、糖皮质激素、免疫调节剂这些被认为是治疗克罗恩病的传统药物。传统药物虽然可以用来治疗克罗恩病，但是它的治疗效果有限，药物也存在一定的副作用，特别是糖皮质激素和免疫调节剂。另一方面，克罗恩病又是一种无法治愈的慢性病，所以需要长期用药。效果不好、副作用大、长期用药，这些都成为困扰克罗恩病患者的难题，使得他们很难坚持。

随着越来越多的克罗恩病患者被确诊，人们迫切需要一种新型的药物来治疗克罗恩病，一方面是治疗效果更好，另一方面是副作用更小。

于是生物制剂应运而生。

前文曾经提及，克罗恩病的发生机制非常复杂，在这些发生机制里，免疫系统又发挥着极其重要的作用。免疫系统包括免疫器官、免疫细胞和免疫活性物质，免疫器官包括骨髓、脾脏、淋巴结、扁桃体、小肠集合淋巴结、阑尾、胸腺等；免疫细胞包括淋巴细胞、单核吞噬细胞、中性粒细胞、嗜碱粒细胞、嗜酸粒细胞、肥大细胞、血小板；免疫活性物质则包括抗体、溶菌酶、补体、免疫球蛋白、干扰素、白细胞介素、肿瘤坏死因子等细胞因子。

大量的研究发现，炎性细胞因子在克罗恩病的发病中扮演着重要角色，而生物制剂，就是在对抗细胞因子的基础上研制的。

目前用于临床的生物制剂主要包括三大类，第一类是抗肿瘤坏死因子-α单克隆抗体，包括英夫利昔单抗、阿达木单抗、戈利木单抗；第二类是抗整合素单克隆抗体，包括维得利珠单抗和那他珠单抗；第三类是抗 IL-12/23 单克隆抗体，主要是乌司奴单抗。

如果你是一名克罗恩病患者，目前正在使用生物制剂治疗，那么你一定能从上述三大类药物里找到自己所用的那一种。

生物制剂，要等到最后使用吗

很多医生和患者认为，生物制剂一定要等到所有药物无效甚至出现并发症了再考虑使用。其实这样的观点并不正确。我在前文已经说了，克罗恩病主要引起的并发症是肠腔狭窄、肠瘘和腹腔脓肿，当出现这些并发症后再使用生物制剂，治疗失败的风险也会大大增加。

也有人说，既然生物制剂不能太晚使用，那么尽早使用应该没错吧。其实这样也不对，有些克罗恩病患者被确诊的时候病情很轻，这个时候使用传统药物即可完全控制病情，当然不需要使用生物制剂。根据美国胃肠病协会（AGA）发布的最新临床指南，建议中度至重度肠腔型或瘘管型克罗恩病患者尽早使用生物制剂。

生物制剂不是治疗克罗恩病的唯一方式，也不是终极方式，但如果能在恰当的时机选择生物制剂治疗，患者的获益会更大。

🔬💊 究竟该选择哪一种类型的生物制剂

事实上，我们在临床中碰到的克罗恩病患者，大多数属于中度至重度肠腔型或瘘管型，对于这些患者，生物制剂无疑是最佳选择。但是，担心生物制剂不安全，认为生物制剂费用太高，导致很多患者依旧在观望。美国胃肠病协会建议，对于有使用生物制剂指征的，应该尽早使用，而不是等传统药物治疗彻底失败后再考虑使用。

当然，更多的患者愿意相信医生，他们同意接受生物制剂治疗，可面对如此多的生物制剂，究竟该选择哪一种呢？

不同的生物制剂，抗细胞因子的类型不同，副作用也不同。抗肿瘤坏死因子-α单克隆抗体，除了能够在肠道发挥作用以外，还能抑制肠道以外器官的免疫功能，由于抑制了免疫功能，导致使用这类药物后可能存在严重的感染风险，特别是结核感染和病毒感染。另外，抗肿瘤坏死因子-α单克隆抗体的部分药物免疫原性较高（如英夫利昔单抗），容易发生过敏反应。但是抗肿瘤坏死因子-α单克隆抗体也有它的优势，那就是起效快、对瘘管治疗效果好。

抗整合素单克隆抗体则只是在肠道发挥抗炎作用，不影响肠道以外器官的免疫功能，使用抗整合素单克隆抗体导致感染的风险显著低于抗肿瘤坏死因子-α单克隆抗体。相对于抗肿瘤坏死因子-α单克隆抗体，抗整合素单克隆抗体的免疫原性相对较低，发生过敏的风险也比较低，缺点是起效慢，治疗瘘管效果一般。

抗IL-12/23单克隆抗体除了能够在肠道发挥作用以外，还能抑制肠道以外器官的免疫功能，所以使用它也会增加感染的风险。但是抗IL-12/23单克隆抗体的免疫原性较低，发生过敏的风险比较低。

由此可见，不同类型的生物制剂有不同的优点和缺点，具体选择哪一种，最好听从医生的建议，没有最好的选择，只有更好的选择。

生物制剂可以停用吗

生物制剂疗效很好，很多患者会问："生物制剂可以停用吗？"

毕竟，相对于传统治疗药物，生物制剂更昂贵，目前有些生物制剂医保能够报销，但有些则未纳入医保。即便能够报销，也并非全报，所以每年进行生物制剂治疗，同样需要一部分支出，很多家庭因此不堪重负。另一方面，生物制剂虽然存在优势，也存在缺点，患者担心长期用下去会对身体造成难以挽回的影响，所以往往在好转后停用生物制剂。

作为医生，我要告诉大家的是，到目前为止也没有一种特效的方法能治愈克罗恩病，有些患者使用生物制剂后效果很好，不仅症状全部消失，内镜下甚至看不到克罗恩病的蛛丝马迹，但这并不意味着彻底治愈了。

通过大量的随访观察，我们发现生物制剂诱导缓解后停药可能会造成一年后约50%的患者复发，很多专家都建议生物制剂有效的情况下应该长期维持治疗，对于患者而言，这种治疗可能持续一生。

如果出于各种原因，患者必须停用生物制剂，那么建议在停用后，继续使用传统药物，比如可以选择免疫调节剂长期服用。之所以如此，还是因为克罗恩病是一种无法治愈的慢性病，缓解不代表治愈，停药最大的隐患就是复发。

每天解七八次血便，
医生说我得了一种治不好的肠病

20岁的小菊是半年前找到我的，当时她的便血症状已经很明显，每天要解七八次血便，大便里不仅有血，还有黏液和脓，医学上把这种大便称为黏液脓血便。

通过肠镜检查，小菊被确诊为溃疡性结肠炎，我告诉小菊，她的溃疡性结肠炎特别典型，病变部位从直肠开始，一直向上延伸到乙状结肠，黏膜充血、水肿、糜烂，肠道特别脆，碰一下就会出血。更糟糕的是，这种病变呈现连续性和弥漫性分布。

溃疡性结肠炎不是急性肠炎

小菊一开始认为自己是吃坏了东西引起的急性肠炎，肠镜检查后我告诉她，溃疡性结肠炎和急性肠炎是两码事，很多人把溃疡性结肠炎误认为是急性肠炎。两者最大的区别是：溃疡性结肠炎是一种无法彻底治愈的慢性非特异性肠道炎症性疾病，而急性肠炎经过治疗后可以痊愈。

由于溃疡性结肠炎属于慢性非特异性肠道炎症性疾病，克罗恩病也是以肠道炎症性病变为主，所以两者被合称为炎症性肠病。

说起溃疡性结肠炎，很多人会感到陌生，这种疾病最先开始流行于西欧和北美，但是近些年，越来越多的发展中国家的溃疡性结肠炎的发病率开始呈现明显的上升趋势。我国的溃疡性结肠炎发病率同样不低。现在，溃疡性结肠炎不仅是一种多发病，也是一种全球性疾病。

有很多像小菊这样的年轻的溃疡性结肠炎患者，这种病的发病高峰年龄是 20~49 岁，男女差别并不大，由于无法治愈，所以溃疡性结肠炎被很多人认为是不死的癌症，再加上发病年龄早，很多人因此长期饱受疾病的困扰。

为什么会出现溃疡性结肠炎

和克罗恩病一样，溃疡性结肠炎的发病机制非常复杂，科学家认为，之所以会出现溃疡性结肠炎，主要是遗传、环境、感染和免疫四大因素在作怪。

溃疡性结肠炎的发病具有遗传倾向，溃疡性结肠炎患者的一级亲属的发病率显著高于普通人，也有科学家发现，携带有易感基因的人更易罹患溃疡性结肠炎。在易感基因上，目前认为与溃疡性结肠炎关系最亲密的是 HLA 基因 M91。HLA 基因主要是人类的主要组织相容性复合体的表达产物，又称为主要组织相容性复合基因，与免疫系统密切相关。

谈到免疫系统，我们必须说的就是免疫因素，在免疫系统的作用下，大量的细胞炎症因子被释放出来，这些细胞炎症因子参与了肠黏膜屏障的免疫损伤。

科学家研究发现，全球溃疡性结肠炎的发病率持续增高，环境因素可能发挥着重要作用。环境污染，如空气污染、水污染、土壤污染，这些都可能导致溃疡性结肠炎的发生率增加。为了适应高速运转的生活节奏，精神压力大、不健康的饮食习惯，缺少运动，作息不规律，这些都可以是溃疡性结肠炎的诱发因素。

溃疡性结肠炎主要累及的部位是大肠，肠道微生态平衡被打破，就会导致肠黏膜损伤。

大量的研究发现，溃疡性结肠炎其实是多种病因共同作用的结果。目前普遍观点认为，携带有易感基因的人群，在环境因素和肠道菌群的共同参与下，启动了异常的免疫反应，最终导致了肠黏膜的损伤。

溃疡性结肠炎会引起哪些症状

溃疡性结肠炎最突出的表现就是肠道症状，腹泻、解黏液脓血便见于绝大多数溃疡性结肠炎患者。之所以会有腹泻，是因为肠道黏膜屏障损伤，肠道运动功能出现异常。之所以会有黏液脓血，是肠黏膜糜烂、水肿、渗出所致。

不同的患者腹泻和黏膜脓血便的严重程度不同，有的人很轻，一天可能只有 1~3 次便血症状，中度患者每天可能有 4~5 次，严重的每天至少有 6 次。

除了腹泻、黏液脓血便之外，溃疡性结肠炎患者还可能出现腹痛、发热、消瘦、贫血、营养不良、水电解质紊乱等表现，越严重的患者这些表现越突出。所以溃疡性结肠炎不仅是一种炎症性肠病，也是一种消耗性疾病。

由于涉及复杂的免疫机制，免疫系统的异常导致肠道炎症，肠道炎症又会进一步加重免疫异常，而免疫系统是一个整体，在免疫功能出现异常的时候，患者不仅肠道会出问题，肠道以外的器官，如皮肤、黏膜、关节、眼睛也可能出问题，所以溃疡性结肠炎患者有时会合并外周关节炎、结节性红斑、坏疽性脓皮病、巩膜外层炎和口腔复发性溃疡。

有些患者不知道这些并发症其实也是溃疡性结肠炎在作怪，如果不治疗原发病，这些疾病往往很难缓解。

不治会怎么样

很多溃疡性结肠炎的患者长期饱受疾病的困扰与折磨，身心俱疲，甚至自暴自弃。

溃疡性结肠炎和大肠癌不同，虽然它治不好，但是属于良性疾病，但如果不治疗溃疡性结肠炎，肠道在慢性炎症的反复刺激下，就有癌变的风险。有研究发现，病程超过 20 年的溃疡性结肠炎患者，出现结直肠癌的风险是正常人的 10~15 倍。所以，如果置之不理，肠道炎症控制不好，首先要面临的就是癌变风险。

特别严重的溃疡性结肠炎，由于肠道的病变特别严重，会导致肠壁张力减弱，结肠蠕动消失，大量的粪便与气体聚集在肠内，当结肠变得像气球一样的时候，就会出现溃疡性结肠炎最严重的并发症——中毒性巨结肠。如果肠内压力越来越大，就会导致急性肠穿孔，肠道里的粪便和气体通过穿孔的部位一下子涌到腹腔里，会诱发严重的腹膜炎。

还有些溃疡性结肠炎患者，既没有癌变，也没有穿孔，但是出现了大出血。轻度的出血人体往往可以承受，因为身体具有造血能力，但是严重的大出血，出血量会超过身体的造血量，于是会导致重度贫血、失血性休克。

潰疡性结肠炎和克罗恩病一样，具有终身复发的倾向，所以确诊溃疡性结肠炎，意味着必须终身治疗。很多患者在接受治疗后症状缓解，误认为病治愈而停药，但往往很快复发，所以溃疡性结肠炎的治疗一定要长期坚持。

目前溃疡性结肠炎的治疗包括三种方案，第一种方案是基本治疗，也就是彻底改变那些不健康的生活习惯。不要吸烟酗酒、不要熬夜、不要吃太多"垃圾食品"（如碳酸饮料和高脂肪食物）、不要吃辛辣刺激性食物、不要滥用抗生素、学会释放来自工作和生活的压力。

第二种方案是药物治疗，其实方案和克罗恩病相似，包括氨基水杨酸制剂、糖皮质激素、免疫调节剂和生物制剂，每一种药物都有优点和缺点，在选择的时候，最好咨询专业的消化内科医生。

第三种方案是手术治疗，内科治疗无效的重度溃疡性结肠炎和已经出现严重并发症的患者，需要接受手术治疗。手术并不能治愈溃疡性结肠炎，手术是一种无奈的选择，手术后，患者还是要接受前两种治疗方案，目的是预防复发。

和克罗恩病一样，罹患溃疡性结肠炎的主要是年轻人，溃疡性结肠炎的降临，如同恶魔缠身，会给他们的生活带来严重影响。作为医生，我接诊过很多溃疡性结肠炎的患者，我明白他们的痛苦。医学在不断进步，医生一直在努力，希望发现更有效的方式来治疗这种疾病。当然患者也不要对生活丧失信心，虽然目前的治疗方式无法治愈溃疡性结肠炎，但坚持科学的治疗却可以让患者的生活质量得以提高。慢病慢治，需要的就是配合、勇气和信心。

红枣补气血，却挨了一刀

"医生，我肚子痛得厉害！"45岁的姜女士找到我，她的脸色看起来很差，"痛了五天了，刚开始以为是痛经，但是现在月经停止了，疼痛却越来越严重。"通过触诊腹部，我发现姜女士的右下腹这里的腹肌紧张，有明显的压痛和反跳痛，我的第一反应是：急性阑尾炎？

是不是还有别的可能呢？当然有，对于女性而言，要警惕附件疾病，像急性输卵管炎、卵巢囊肿和宫外孕等，也都可能引起右下腹痛。

然而，检查结果出人意料，患者的阑尾并没有任何异常，子宫附件也没有异常，排除了妊娠的可能，但是在右下腹却发现了肠穿孔的迹象。一颗尖锐的异物刺破了右下腹的肠管，穿孔部位的肠壁有明显的炎症水肿，甚至影响到了周围的腹膜，所以患者才会感到右下腹疼痛难忍。

究竟是什么东西刺破了肠管

那个尖锐的异物究竟是什么呢？从CT上只能看到它的轮廓，但到底是什么，还真不好判断。

于是我仔细询问姜女士最近有没有吃什么尖锐的东西，如鱼刺、鸡骨头、鸭骨头，因为这些异物特别锋利，而且隐藏在肉里，一不小心就有可能被误吞。我们的消化道有一些狭窄的地方，这些尖锐的骨头在通过这些狭窄部位的时候很有可能卡住，卡的时间长了，骨头锋利的两端就会刺破消化道管壁，引起穿孔。

不管是哪种异物，鉴于消化道异物并穿孔的诊断已经明确，有外科手术指征，在我的建议下，姜女士住进普外科接受了急诊手术。

手术结束后，外科医生打电话告诉我，异物其实是一颗枣核。

姜女士自己都没有想到是枣核。因为从两年前开始，姜女士的月经量就特别多，为了补气血，她养成了月经后吃红枣的习惯。刚开始是用红枣煲汤，后来听人说生吃红枣最有营养，于是干脆生吃，每天少则三四颗，多的时候就吃十来颗。姜女士回忆，自己吃红枣的时候都是嚼两口直接吞下去，有时候会把枣核吐出去，有时候并没有。如果说红枣里哪个部位最危险，毋庸置疑一定是枣核，有些枣核特别细长尖锐，一不小心吞进消化道，锋利的尖端就可能停在狭窄的地方，进而导致严重的并发症。

枣核补气血，很多人因此挨刀

如果你认为姜女士这样的患者仅仅是个例，将一切都归咎于她的粗心大意，那就大错特错了。作为消化科医生，我几乎每年都能遇到吃红枣出问题的患者。有些是因为枣核卡在了食管里，有些则是卡在了胃里，小肠、结肠和直肠也是容易卡住的部位。所以，如果囫囵吞枣，一旦把枣核吞进消化道里，理论上，任何一个部位都有可能受到伤害。

枣核卡在消化道里，最常见的并发症有四种：一是出血，这是因为枣核刺破了消化道黏膜，损伤了血管；二是肠梗阻，枣核停留在肠道内，和大便混在一起，形成了坚固的粪石；三是感染，因为我们的消化道不是无菌的，当消化道黏膜损伤后，细菌很容易趁机停留并繁殖，有些患者一拖再拖，等到医院检查的时候已经形成了严重的脓肿；四是消化道穿孔，从食管到胃，再到小肠和大肠，任何一个部位都有可能发生穿孔，只要枣核足够尖锐，卡的时间足够长。不要小看这些并发症，枣核的可怕之处就在于引起这些并发症，严重的大出血、肠梗阻、脓肿形成和消化道穿孔患者，就只能挨上一刀，用外科手术来解决了。

经历过手术的患者，每每谈及这一段经历，都会后悔莫及。是啊，就因为吞进了枣核而挨上一刀，想想看，是多么不值啊。

吃红枣的时候慢一点

医生，你说得这么吓人，以后谁还敢吃红枣啊！看到这样的病例，你是不是感到毛骨悚然，看起来毫不起眼的枣核，竟会引起这么严重的后果。也有人会说，我天天吃红枣，经常不吐枣核，不也没事嘛。

并不是每一次吃进枣核都一定会卡在消化道里，大多数时候，我们不小心吞进了枣核，最终都能顺利排出去，但是总"在刀尖上起舞"，风险就会高很多。就像姜女士，吃红枣的习惯有两年了，但是出现消化道穿孔却只有这一次。所以，千万不要抱侥幸心理，在吃红枣的时候，只要小心一点，完全可以做到把枣核吐出来。

误吞枣核怎么办

不小心误吞枣核的人，如果很快出现了不适，如吞咽困难、吞咽疼痛、胸痛、呕血、黑便、上腹痛等，建议早点去医院检查，因为枣核最先通过的是食管，食管的三个狭窄处导致枣核很容易卡在这里。对于停留在食管、胃和十二指肠的枣核，医生都有办法取出来，那就是通过胃镜，而且越快取出，患者的并发症越少，因为卡顿时间短，异物对消化道黏膜的损伤就小。

但如果你总是一拖再拖，出现了明显的不适也不愿意寻求医生的帮助，一旦枣核来到空肠、回肠，处理起来就特别麻烦了。一方面是因为空肠、回肠的长度加在一起超过了五米，医生很难判断枣核到底停留在哪里，虽然也有小肠镜检查，但是这种检查相对于胃镜，不仅耗时长，而且花费高。

如果枣核能够通过回盲部来到大肠，可以选择肠镜检查，但这些检查都要建立在枣核没有引起严重并发症的情况下，如果已经引起并发症，那么只能外科手术来干预了。

腹泻一周，
背后的元凶竟然是艾滋病

"医生，我拉肚子整整一周了，吃了不少止泻药，又到诊所里输了液，但一点都没好，我感觉整个人都快虚脱了。"19岁的小宇坐在诊室里，精神萎靡，他也不知道自己是怎么了，看起来微不足道的腹泻，为何治疗了一周毫无起色。

这个年轻人到底怎么了？用他的话说，一周前他在夜市吃了一份臭豆腐，当天晚上就出现腹泻，一天要拉六七次，而且全部都是稀水样大便，剧烈的腹泻让小宇感到身体每况愈下。以前自己也腹泻过，但吃点止泻药，一两天的时间就没事了，这一次这么久还没有好，小宇开始担心自己是不是得了大肠癌。

一个19岁的年轻人，为何会怀疑自己得了大肠癌呢？

原来，去年的时候，小宇的父亲同样因为腹泻到医院就诊，结果确诊为直肠癌，小宇到网上搜索了一下，得知直肠癌有遗传倾向，这一次出现了和父亲相同的腹泻症状，所以他格外紧张。然而检查却提示小宇并没有直肠癌，导致他腹泻的元凶，竟然是艾滋病。

艾滋病会引起腹泻吗

艾滋病的全称是获得性免疫缺陷综合征，英文缩写是AIDS，是由人免疫缺陷病毒（HIV）感染引起的一种传染病。

艾滋病最可怕的地方在于它会破坏人体的CD4+T淋巴细胞，这是一种免疫细胞，当CD4+T淋巴细胞数量减少的时候，就会影响身体正常的免疫功能，最终导致免疫衰竭，引起一系列报警症状。

我们身处的这个世界，细菌、真菌、病毒和寄生虫无处不在，这些病原体可以通过食物和水源感染消化道，由于免疫力下降，使得免疫系统无法识别这些恐怖分子，自然就无法清除它们。

当病原体进入肠道后，在这里生存下来，并且肆虐生长，培养自己的生化部队，并且不断攻击原有的肠道微生态菌群，最终导致微生态失调，引起腹泻。

作为消化科医生，我接诊过不只一例艾滋病患者，我要告诉大家的是，腹泻是艾滋病患者最常见的消化系统症状，无论病原体是细菌、真菌、病毒还是寄生虫，当它们感染消化道的时候，最常见的表现都是腹泻。

HIV 是一个潜伏高手

艾滋病引起的症状很多，但没有一个特有的表现，除了引起腹泻之外，艾滋病还可能引起腹痛、发热、消瘦、盗汗和全身淋巴结肿大，有些艾滋病患者还会表现出神经精神症状，如记忆力减退、性格改变、癫痫和痴呆。

这些形形色色的症状，很容易让艾滋病被误诊为其他的疾病，比如小宇始终认为自己的腹泻是吃了不干净的东西引起的急性肠炎，却不知道，背后还有一个更大的元凶，那就是艾滋病。

导致艾滋病的病毒是 HIV，但是很少有人知道，这种病毒还是一个潜伏高手。根据感染后有无症状，HIV 感染又分为急性期、无症状期和艾滋病期。

急性期也被称为艾滋病的早期，通常发生在初次感染 HIV 的2~4周，主要的症状是发热，也有可能出现咽痛、盗汗、恶心呕吐、腹泻、皮疹、淋巴结肿大和神经精神症状，但是急性期这些症状都很轻，往往 1~3 周的时间可以自行缓解。

经过急性期之后，患者会很快进入无症状期，这个时间可以达到 6~8 年，在漫长的时间里，HIV 似乎能与人体和平共处，因为几乎不会引起任何症状，所以 HIV 感染者看起来和正常人没什么区别。但没有症状不代表没有危害，这个阶段，HIV 会在感染者体内不断复制，也就是说它其实在不断扩军，摩拳擦掌，准备打响针对免疫系统的侵略战。

艾滋病期是感染 HIV 之后的终末阶段，也是 HIV 正式开始野蛮侵略的时候。经过前期的准备工作，HIV 已经形成了强大的规模，在病毒的攻击下，人体的免疫细胞节节败退，免疫细胞不断减少，免疫系统已经无力承担起防御的重担，各种机会性感染和肿瘤趁机来袭，于是患者开始出现各种各样的症状。

诊断艾滋病其实并不容易

"是不是艾滋病，抽个血检查一下不就行了"，很多人都会这么说。但事实上，诊断艾滋病并不容易。

作为医生，不可能碰到任何一个患者都怀疑其有艾滋病，而给所有人做 HIV 抗体检测，这样做会引起患者的反感。

HIV 抗体检测，应该给高危人群做，那么，哪些人属于艾滋病的高危人群呢？

艾滋病感染者生下的子女、有不安全的性行为史、有静脉注射毒品史、有输入不明血液或血制品史和高危行业职业暴露史，这些都属于高危因素，一定要重点筛查有无艾滋病，医生仔细询问病史很重要。

如果不仅有高危因素，还有一系列无法合理解释的症状，这个时候就要高度警惕 HIV 感染，在与患者充分沟通后，及时进行 HIV 抗体检测至关重要。

艾滋病是一种无法根治的疾病，确诊艾滋病后，需要终身抗病毒治疗，除了对身体的损伤外，艾滋病患者还要承受巨大的心理创伤。由于整个社会对于艾滋病的恐惧，使得艾滋病患者的生活、工作和社交均受到很大限制。

到目前为止，人类也没有找到一种根治艾滋病的方法，不过这并不意味着艾滋病患者会很快死亡，如果发现得早，且能进行及时规范的抗病毒治疗，艾滋病患者完全可以像个健康人一样生活，艾滋病患者的寿命也可以接近健康人；如果不能耐受药物，或者不能坚持服药，当免疫缺陷进一步加重的时候，严重的感染或肿瘤就可能夺去生命。

由于艾滋病不能治愈，需要终身服药，所以正确预防艾滋病也是一件至关重要的事情，只要做好以下六点，完全可以离艾滋病很远。

第一点，培养健康的性观念，正确使用安全套，进行安全性行为，这是预防艾滋病感染最重要的方式，一定要牢记。

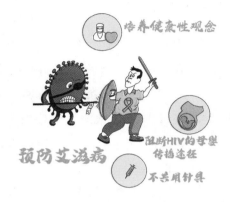

第二点，拒绝毒品，不共用针具。

第三点，不与他人共用牙刷和刮胡刀，但是与艾滋病患者拥抱、握手、一起进餐等是不会感染的，要正确认识艾滋病，也不应该过度恐慌。

第四点，不去没有资质的地方文身、穿耳洞，因为这些操作都属于有创性操作，如果消毒不完善或者根本没消毒，或者存在多人共用针头的情况，是存在感染风险的。

第五点，作为患者，一定不要随便接受来路不明的血制品的输入，以防止感染艾滋病。作为医生，一定要严格把握输血指征，虽然现在都是无偿献血，而且对于献血者和输血者都会进行 HIV 抗体检测，但输血依然存在一定的风险。

第六点，阻断 HIV 的母婴传播途径。在产妇孕检中，一定要常规进行 HIV 抗体检测，这不仅是对产妇负责，也是对胎儿负责，如果发现 HIV 感染，无论病毒载量高低和 CD4+T 淋巴细胞水平如何，都要积极进行抗病毒治疗，并且对婴幼儿也要进行预防性治疗，以将艾滋病母婴传播风险降到最低，实施母婴阻断，可以使得艾滋病母婴传播的概率从 30%~40% 降低到 2%~5%。

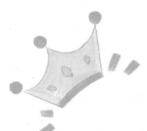

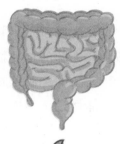

PART 4
千呼万唤"屎"出来

小肠，消化道的神秘盲区

我们的消化道九曲十八弯，胃和大肠并不算消化道的禁区，因为胃镜和肠镜早就揭开了胃和大肠的神秘面纱。在我们的消化道里还有一段，那就是连接胃和大肠的小肠，在很多人的潜意识里，小肠总是那么神秘，有的人可能做过很多次胃镜和肠镜，感觉对自己胃和大肠的病变了如指掌，但是小肠，他们却从未了解过。

小肠很长，是消化道中最长的一段，成人小肠的长度可以达到5~7米，又包括十二指肠、空肠和回肠。由于小肠太长了，小肠疾病不仅隐藏得特别深，而且诊断起来特别困难，连医生也觉得小肠疾病很棘手。即便有小肠镜检查，但有时也不能完全观察到小肠的全貌，正因如此，小肠被视为消化道的"盲区"。

虽然是神秘盲区，但小肠对于人体而言却至关重要。虽然整个胃肠道都具有吸收功能，但是营养物质的吸收主要在小肠完成。

当我们进食的时候，食物首先进入食管，食管是一条细长的管道，它既不会消化食物，也不会吸收营养，它的主要作用是运

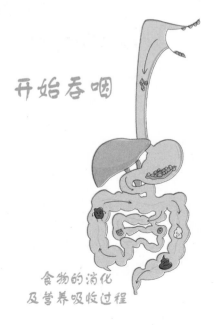

开始吞咽

食物的消化及营养吸收过程

输食物；食物通过食管抵达胃，胃不仅能够研磨食物，还能够吸收少量的水、无机盐和乙醇；被研磨的食物通过幽门来到十二指肠，这就进入小肠了，小肠能够进行葡萄糖、氨基酸、甘油、脂肪酸、水、无机盐和维生素等大部分营养素的吸收。食物在小肠里停留的时间很久，一般是3~8个小时，目的就是给小肠充足的时间，让其吸收食物里的营养成分，从而满足身体的需要；当食物离开小肠的时候，其实只剩下残渣了，大部分的营养物质被小肠吸收，大肠则负责做最后的清理，在大肠的作用下，食物残渣中的水分、无机盐和维生素被进一步吸收，剩下的就变成粪便，借助肠道蠕动时产生的动力排出体外。

小肠奇妙的运动方式

当食物抵达小肠的时候，嗅到营养素味道的小肠会立刻蠢蠢欲动，而在一系列奇妙的运动之后，小肠也完成了对营养素的吸收。

小肠的运动方式多种多样，主要分为四种：紧张性收缩、分节运动、蠕动和移行性复合运动。

紧张性收缩是小肠最基本的运动方式，你可以这样理解，当你第一次相亲时，会非常紧张，心跳加速，呼吸加快，肌肉收缩，手掌出汗。当小肠和食物初次见面的时候，也是这种感觉，面对美味的诱惑，小肠平滑肌开始紧张收缩，食物与消化液的混合和食物的推进速度均会加快；当放松的时候，小肠壁开始扩张，食物与消化液的混合和食物的推进速度又会慢下来。小肠就是通过这种方式来完成最基本的运动。

分节运动是小肠在消化食物时重要的运动方式，靠着这种运动，小肠就像一个切割机一样，把食物分割成很多节段，分割的目的是让食物与消化液充分混合。充分混合后，在分节运动的作用下，食物又合拢在一起，然后再分开，分分合合，就是在这样的过程中，食物与小肠接触得更紧密，食物与消化液混合得更充分。

蠕动是小肠第三种重要的运动方式，小肠运动需要两种肌肉的参与，它们分别是小肠壁环行肌和纵行肌。小肠的蠕动状态可以其想象成海浪，小肠有蠕动波，但是蠕动的速度却很慢，靠着小肠的蠕动，食物每分钟能前进的距离也就 1~2 厘米，等到食物抵达回盲部的时候，可能要经历 3~5 个小时。

移行性复合运动是小肠的第四种运动方式，是消化间期或禁食期小肠的运动方式，当营养物质的消化和吸收完成后，小肠的运动就会转为移行性复合运动，这种运动方式的移行速度非常慢，从开始到结束需要 90~120 分钟。一次移行性复合运动结束后，下一次又会开始，如此反复，即便在睡眠时也会维持运动。什么时候移行性复合运动会消失？那就是在下一次进食的时候。

说到这儿，很多人会问，明明已经不用消化食物、吸收营养了，为什么小肠还要进行移行性复合运动，这不是浪费动力吗？

原来，我们的小肠非常爱干净，移行性复合运动有助于帮助小肠清除肠腔内未消化的食物残渣、脱落的细胞碎片，还可以清除食物带来的外部细菌。小肠又是一个特别"爱健身"的器官，即便不消化食物，小肠平滑肌也会做这种运动，目的就是让自己时刻保持良好的功能状态。最后，移行性复合运动还能防止结肠的微生物在消化间期进入小肠，有利于预防细菌的入侵。

🔬 小肠奇妙的消化液

如果说小肠运动是机械性消化，那么消化液就是化学性消化，两种消化相辅相成，让食物得以完全消化。

化学性消化需要消化液的参与，那么消化液是否都是小肠分泌的呢？

小肠里有两种腺体，一种是十二指肠腺，一种是小肠腺。十二指肠腺位于十二指肠黏膜下层，它能分泌碱性液体，主要是防止十二指肠上皮受到胃酸的腐蚀，小肠腺则分布于全部小肠的黏膜层，主要分泌小肠液。

小肠液和胃分泌的胃酸不同，胃酸是酸性液体，pH值为0.9~1.5；小肠液则是弱碱性液体，pH值达7.6。一个健康的成人，每天分泌的小肠液可以达到1~3升。小肠液是按需分泌的，如果进食少，自然分泌得少，进食多则分泌得多。

很多人关心小肠液的主要成分是什么，除了水和电解质外，还含有黏液、免疫蛋白、肠激酶和小肠淀粉酶。肠激酶的主要作用是激活胰蛋白酶原，促进蛋白质的消化；小肠淀粉酶的主要作用是水解淀粉和糖原。

除了这两种酶外，小肠液里没有其他的酶了，相对于小肠液，小肠上皮细胞内拥有更多的消化酶，如可以将多肽分解为氨基酸的肽酶，将麦芽糖分解为葡萄糖的麦芽糖酶，这些酶完成使命后会伴随小肠上皮细胞一起脱落，掉入肠腔，和小肠液混合在一起，不过这个时候这些酶已经没有作用了。

小肠虽然能够分泌小肠液，但是小肠里的消化液却不仅仅只是小肠液，还包括胰液和胆汁。

胰液是由胰腺分泌的，它通过 Oddi 括约肌抵达十二指肠，胰液含有水和碳酸氢盐，能够中和胃酸，确保小肠黏膜不被胃酸腐蚀；胰液里拥有多种蛋白质水解酶，像胰蛋白酶、糜蛋白酶、弹性蛋白酶和羧基肽酶都属于这种酶，所以蛋白质的消化与吸收离不开胰液的帮助；胰液里还含有胰淀粉酶和胰脂肪酶，淀粉酶主要作用是水解淀粉，将其转为麦芽糖和葡萄糖，脂肪酶主要作用是消化脂肪。

胆汁则是由肝脏分泌的，胆汁由胆盐、胆色素、胆固醇、卵磷脂、钾、钠、钙等组成，但胆汁中无消化酶，胆汁中最重要的成分是胆盐，它能乳化脂肪，增加脂肪酶的作用面积，更好地帮助分解脂肪。

便便在肠道里的奇妙旅行

当食物残渣离开小肠，下一站就会抵达大肠。小肠与大肠的连接处有一个特殊的结构，医生称之为回盲瓣。

人体的奇妙之处就在于任何一个器官都是不可替代的，我们的消化道同样如此，回盲瓣的形状像鱼嘴一样，对于内镜医生来说，这种典型的特征一定要记在脑海里，因为这是肠镜检查时判断是否抵达盲肠的重要标志。

鱼嘴一样的回盲瓣，其实是回肠末端突入盲肠而形成的上下两个半月形的瓣，很多人做肠镜检查的时候，会发现检查报告里有对这个部位的描述。

那么，作为小肠和大肠接口部位的特殊结构，回盲瓣究竟有什么作用呢？

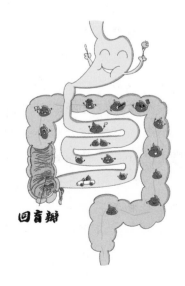

回盲瓣

有人把回盲瓣称为小肠的守卫兵，在漫长的时间里，回盲瓣牢牢守卫着小肠的边关，一旦食物残渣经过这里进入大肠，它要做的就是立刻关闭，以防止大肠里的食物残渣逆流回小肠。

如果食物残渣逆流，会带着细菌一起逆流，小肠是吸收营养的部位，没什么防御能力，一旦细菌在小肠里过度生长，对于小肠的危害可想而知。

除了能防止食物残渣逆流外，回盲瓣还能控制食物残渣流动的速度。缺少回盲瓣，食物残渣会一股脑全部冲进大肠，这势必会加重大肠的负担。

大肠无法吸收营养吗

很多人对大肠存在误解，他们认为大肠只能运输大便，无法吸收营养，其实这样的理解并不正确。大肠同样具有吸收功能，主要吸收的是食物残渣中的水分和电解质。研究发现，大肠每天吸收的水分大约 1.5 升，这些水分被吸收进血液里，随着血液循环抵达全身各处，进而促进脏器的新陈代谢。

水是生命之源，没有水，我们的皮肤会变得特别干燥，口渴感会特别明显，严重的缺水还会导致高渗性脱水，如果不及时补充水分，甚至会危及生命。

如果我们喝水很少，为了给身体提供水分，大肠就会从大便里抽走更多的水分，时间长了，大便就会变得特别干结，排便就显得特别困难，这就是便秘。

除了能够吸收水分之外，庞大的肠道菌群还能帮忙制造 B 族维生素和维生素 K，这两种重要的维生素也在大肠吸收。

大肠本身还能产生大肠液，大肠液为碱性黏液，pH 值为 8.3~

8.4，其中含有少量消化酶，但对食物残渣的分解作用不大。大肠液里最重要的成分是黏液蛋白，它的主要作用是润滑粪便，保护肠黏膜。

大便是如何产生的

当食物残渣离开小肠抵达大肠的时候，细菌就开始蠢蠢欲动了。

密密麻麻的细菌布满整个肠腔，它们像蚂蚁一样，不仅是默默无闻的工匠，而且还是超级制造者。细菌从食物残渣里获取营养，细菌的作用让食物残渣进一步被分解，经细菌分解后的食物残渣、肠黏膜的分泌物、脱落的肠上皮细胞和细菌一起共同组成了大便。自此，大便开始了在肠道里的奇妙旅行。

蠕动促进排便

大便要想离开肠道，需要借助推力，能提供这种助推力的就是大肠蠕动。

很多人都好奇，大肠的蠕动究竟是什么样的？其实大肠的蠕动和涨潮特别相似，一节又一节的收缩波，给大肠的蠕动提供了源源不断的动力。

大肠的收缩波是一直向前的，大肠蠕动的时候，收缩波的前方肠道是舒张的，目的是接纳大便和气体，收缩波的后方肠道则是收缩的，目的是彻底排空大便和气体。

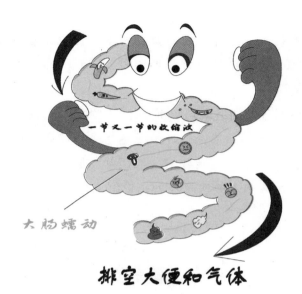

一节又一节的收缩波

大肠蠕动

排空大便和气体

"大便急行军"

当食物残渣通过回盲瓣的时候，就正式进入大肠的领地了。大肠不是一个笔直的通道，根据它的弯曲度，医生又将其分为盲肠、升结肠、横结肠、降结肠、乙状结肠和直肠，当大便抵达横结肠的时候，会借助大肠的蠕动组成一支"急行军"。

这种促进大便急行军的特殊蠕动，被称为集团蠕动，集团蠕动有两个特点：行进速度非常快和前进的距离特别远。经过这种特殊蠕动，大便可以从横结肠迅速抵达降结肠或乙状结肠。

乙状结肠呈"乙"字形弯曲或"S"形弯曲，与乙状结肠相连的是直肠，当大便抵达乙状结肠时，乙状结肠负责将大便运送至直肠。

直肠在盆膈以上的部分称为直肠盆部，盆部的下段肠腔膨大，称为直肠壶腹，由于这里的空间很大，所以成了储存大便的重要基地。

当大便堆积到一定程度后，就会刺激直肠的肠壁感受器，发出冲动传入腰骶部脊髓内的低级排便中枢，同时上传至大脑皮质而产生便意。

大脑是控制排便的终端司令部，当大便发出"主人，快放我出去"的信号时，大脑会根据周围的环境下达指令，如果环境适合排便，那么在大脑的控制下，直肠收缩，肛门括约肌舒张，伴随"噗"的一声，大便冲出肠道，一次奇妙的旅行就这样结束了。

大便的颜色，会不会像彩虹一样

"医生，我的大便突然变成了黑色，网上说这是胃出血的症状。"52岁的刘女士神色匆匆地走进我的诊室，一边说一边拿出了一个透明塑料袋，我立刻看到了一团黑色的粪便。

我肯定了刘女士的做法，因为大多数人发现大便异常，都不会把异常的大便留下来，医生判断大便是否正常，除了观察大便的颜色和形状，还会将大便标本送检，通过便检发现更多的问题。

难道仅仅凭颜色，不能判断出是哪种疾病吗？

当然不能，虽然刘女士的大便是黑色的，从颜色上来看这完全不正常，但是通过进一步检查，我发现刘女士的黑便其实根本不是消化道出血所致，而是因为她昨天进食了猪血所致。这是食物引起的大便颜色改变。

正常大便的颜色

正常大便应该是什么颜色？有人说是棕黄色的，有人说是金黄色的，其实无论是棕黄色还是金黄色，都属于正常颜色，大便之所以呈现这样的颜色，与胆汁密不可分。很多人认为胆汁是由胆囊分泌的，这是不对的。胆汁是在胆道中流动的一种特殊的体液，由肝脏分泌产生，储存在胆囊内，所以胆囊最主要的作用不是分泌胆汁，而是为胆汁提供庇护的场所。

在我们进食的时候，胆汁离开胆囊进入十二指肠，帮助我们消化食物，特别有助于分解和吸收食物中的脂肪，胆汁中含有胆色素、胆盐、胆固醇、卵磷脂、脂肪酸、无机盐等成分，和大便颜色有关的就是胆色素。

胆汁中的胆色素是血红蛋白的分解产物，主要包括胆红素、胆绿素、胆素原和胆素等。其中胆红素呈橙黄色，是胆色素的主要成分，它包括结合胆红素和游离胆红素，排入肠道的结合胆红素在肠道菌的作用下还原成无色的胆素原，90%以上的胆素原在肠道下段被空气氧化成黄褐色的粪胆素，随粪便排出体外。所以，大便之所以呈现特有的棕黄色或金黄色，其实是粪胆素在发挥作用。

如果大便一直保持棕黄色或金黄色，那当然是最好不过了，但是在漫长的时间里，由于我们摄入的食物种类不同，以及病毒的入侵，使得大便的颜色开始出现诸多变化，甚至像彩虹那样拥有各式各样的颜色。当大便颜色出现变化的时候，又代表着什么呢？

黑色，意味着什么

很多人在排便的时候发现大便突然变黑了，这个时候，我们就需要咨询医生，找出导致颜色变化的真凶。

首先，饮食因素会引起大便变黑，特别是在进食猪血、鸡血、羊血等血制品之后，我们的大便会变黑。

其次，药物因素不容忽视，很多人虽然没吃会让大便变黑的食物，却一直在服用某些特殊的药物，如中药汤剂、铋剂和铁剂，这些药物也会引起黑便的发生。

所以医生在开具这些药物的时候，一定要叮嘱患者，服用期间大便有可能变黑，避免患者在发现黑便的时候紧张万分。

最后，最危险的就是疾病因素，无论是食管出血、胃出血、十二指肠出血，还是小肠或结肠出血，都有可能引起黑便的发生，这是因为血红蛋白里的铁与肠道里的硫化物结合，形成了黑色的硫化亚铁。

那么，如何鉴别究竟是食物、药物还是疾病所致的黑便呢？

如果有明确的会引起黑便的进食食物史或药物史，而且身体没有任何不适，到医院检查也没发现异常，停止食用可疑食物或药物后，大便颜色往往能很快转为正常，这就是食物或药物所致的黑便。

如果不仅有黑便，还有呕血、贫血、大汗淋漓、心悸、口干、腹痛、腹胀等表现，解出来的黑便都是稀水样，一天解很多次，解黑便的时候身体非常不舒服，这个时候则要警惕疾病因素所致，应该及时到医院检查。

红色，意味着什么

和黑色相比，红色显得更为可怕，这是因为血液也是红色的，所以，在看到红色的大便时，很多人的第一反应为：是不是便血了？

首先，饮食因素会不会引起红色的大便？当然会，如在进食火龙果、西红柿、西瓜后，由于这些食物是红色的，如果进食的量很大，我们的消化道来不及消化，就会导致一些原色的果泥混在大便里，给大便进行了染色，让大便看起来是红色的。

其次，某些疾病会导致便血。便血往往提示下消化道出血，出血部位离肛门越近，大便的颜色就越红。像直肠癌、直肠息肉、溃疡性结肠炎、痔疮、肛裂等都可能引起大便变红。

❄ 白色，意味着什么

大便变白，听起来就更加恐怖了，难道这是大便"衰老"的信号吗？

随着年龄的增长，我们的身体开始走下坡路，头发变白是衰老的信号，但是大便则谈不上衰老不衰老，因为大便本身就是代谢废物，一个正常人每天都会有大便排出。大便变成白色，医学上有个术语叫白陶土样。

出现这种情况是因为胆道堵塞，出现了梗阻性黄疸。此时，我们的皮肤和巩膜越来越黄，由于胆道堵塞，胆汁无法进入肠道，让大便变色的粪胆素产生不了，没有了粪胆素的染色，大便只能变成白陶土样。

也有人会问，食物会引起大便变白吗？理论上并不会，所以如果发现白陶土样大便，要高度警惕器质性疾病，特别是胆道结石、肿瘤、蛔虫等。

❄ 绿色，意味着什么

很多人都有这样的经历，如果进食了大量的绿色蔬菜，那么大便有可能变成绿色的，这种情况无须过于担心，它是饮食所致，属于正常现象。

但如果蔬菜吃得不多，大便还是绿色的，除了颜色有变化，大便形状也发生了改变，如大便不成形，呈现糊状或稀水样，这个时候要警惕肠道疾病，像消化不良、炎症、肠道菌群失调等均可能导致绿色大便的形成。

出现大便颜色改变，如果你无法判断到底是不是正常的，可以用手机拍一下大便的图片，越清晰越好，也可以留一点大便的样本，不要觉得脏，有了大便样本，医生就可以送检，同时最好把你最近吃的食物记录下来，若是你有服药史，可以把药物一起带到医院，以便医生做出判断。

怎样的大便形状才是最佳的状态

"排便的时候不仅很费力气，而且排出来的大便像羊屎颗粒一样。" 46 岁的郝先生怀疑自己的肠道出现了问题，于是他来到医院寻求医生的帮助。

通过询问，我告诉郝先生："从你的描述来看，显然，你的大便形状是不正常的。"

羊屎的形状是一粒一粒的，出现这样的形状，是因为羊是食草动物，粗纤维会让大便更易成形，羊很少喝水，为了补充身体的水分，肠道就需要从粪便中吸收更多的水，这样一来，羊屎的形状就是一粒一粒的，显得特别干燥。

正常人每天排出的大便当然不是羊屎颗粒状，如果出现这样的大便，那么的确要到医院好好检查一下。通过检查，我发现郝先生罹患了功能性便秘，这与他最近一段时间不健康的生活习惯有关，由于进食大量高脂肪食物，很少喝水，又缺少运动，这才诱发了便秘。

布里斯托大便分类法

究竟怎样的大便形状才是最佳的呢？布里斯托大便分类法，给了我们很好的提示。

1997年，《北欧肠胃病学杂志》刊登了英国布里斯托大学研究者的文章，作者是希顿和路易斯，他们将大便分为七种类型，制定出了布里斯托大便分类法。

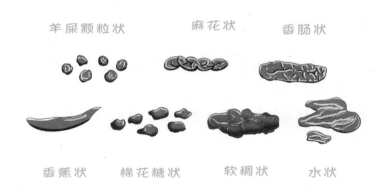

按照布里斯托大便分类法的分型，第1型是羊屎颗粒状，像一颗颗硬球，很难排出；第2型是麻花状，像麻花一样，表面凹陷；第3型是香肠状，表面有裂痕；第4型是香蕉状，表面很光滑；第5型是棉花糖状，是断边光滑的柔软块状，容易排出；第6型是软稠状，粗边蓬松块状、糊状大便；第7型是水状，排出的没有固体，

完全是液体。

第 1 型和第 2 型，都提示便秘

按照布里斯托大便分类法的分型，第 1 型和第 2 型其实是不正常的，它们往往提示有便秘。对于便秘患者而言，不仅大便干结量少，而且患者常常有明显的排便困难、排便不畅和排便次数明显减少。

便秘是一种很常见的症状，数据显示，我国 15%~20% 的老年人有便秘症状，生活方式的改变让越来越多的年轻人也出现了便秘。

导致便秘的原因非常多，但主要分为五大类：功能性疾病、动力障碍性疾病、器质性疾病、系统性疾病和药物因素。在功能性便秘里，最常见的是功能性排便障碍和便秘型肠易激综合征；在动力障碍性疾病里，最常见的是肠道神经或肌肉病变、先天性巨结肠；在器质性疾病里，主要包括大肠癌、炎症性肠病、肠结核；在系统性疾病里，主要包括甲状腺功能减退、糖尿病、风湿免疫性疾病、帕金森病；在药物因素里，如果服用了阿片类药物、精神类药物、抗胆碱能药物等都可能引起便秘。

由于导致便秘的原因很多，所以在出现便秘时，一定要及时到医院查明病因。

第 3 型和第 4 型，是正常的大便形状

除了检查之外，我们只能从大便形状来判断肠道是否健康。曾有一位 45 岁的患者发现自己出现了大便变细的情况，到医院就诊后确诊了乙状结肠癌。

这位患者说，自己的爷爷是在十年前罹患的大肠癌，当时自己

对大肠癌很关注，自从爷爷确诊后，他每天都会关注自己的大便。

恰恰是留心观察，及时发现了大便的异常，从而查出了隐藏在肠内的肿瘤。

有很多大肠癌患者，虽然大便形状异常已经很久了，但他们始终不当回事，结果随着时间的推移，不仅症状越来越明显，确诊的时候，癌细胞还有可能已经发生了转移。

第 5 型、第 6 型和第 7 型，可能提示腹泻

大便干结，排出费力，那种感觉很痛苦，但如果大便次数明显增多，大便稀薄，不成形，这个时候则要警惕腹泻。

按照布里斯托大便分类法的分型，第 5、6、7 型都可能提示腹泻。

和便秘相似的是，能引起腹泻的疾病也非常多，这些疾病不仅包括胃肠疾病，还包括肝胆胰疾病和全身疾病，毫不夸张地说，能引起腹泻的疾病达五十多种。

要想明确到底是哪种疾病引起的腹泻，其实并不简单，有些腹泻患者可能到医院做了很多检查，最终还是无法明确，这并非医生水平不行，而是腹泻病因实在太复杂了。

一个正常人，几乎每天都会排便，排便是大便与身体之间默契的行为，但是排便并不是排完就结束了，作为医生，我总是告诉我的患者，一定要注意观察大便，排便之后，别急着冲走，一定要看一眼马桶，对自己的大便形状心中有数。

大便太臭，究竟是怎么回事

48岁的唐先生来到消化内科诊室，他告诉我，最近一个月的时间，他排出的大便特别臭，就像烂掉的臭鸡蛋一样，刚开始唐先生没太重视，但由于持续的时间太久，而且大便的臭味已经影响到家人，妻子敦促他赶紧到医院检查一下。

唐先生在网上搜索了一下，有文章说，大便太臭要警惕大肠癌，越看越害怕，毕竟自己这个年龄，上有老下有小，要是真得了癌症，那麻烦就大了。我让他做了大便化验和肠镜检查，结果显示都没有异常。

"医生，你说我没有异常，可我的大便为什么这么臭呢？"唐先生难以理解。

正常的大便会有臭味吗

正常的大便当然是有臭味的，只是这种臭味很淡，淡到完全可以接受。大便之所以有臭味，主要原因是食物残渣经过肠道菌群的分解产生了气体，这些气体包括氮气、氢气、二氧化碳、甲烷、氧气、吲哚和硫化氢等。在这些气体里，又以吲哚和硫化氢的气味最重，如果这两种气体的量比较多，就会出现让人窒息的恶臭味。

就像来看病的唐先生，虽然通过检查，唐先生的肠道没有异常，但是通过询问，我得知唐先生那段时间"饭局"特别多，他几乎每天都要进食大量的高脂肪、高蛋白食物，如果这类食物进食得特别多，就会加重小肠的吸收负担，一部分来不及吸收的脂肪和蛋白质进入大肠，在肠道细菌的作用下，就产生了更多的吲哚和硫化氢。这些气体的味道就类似于臭鸡蛋。

由此可见，我们每天进食食物的种类决定了大便的气味，如果饮食中摄取的蔬菜比较多，那么臭味很淡，完全能接受，如果饮食中摄取的脂肪蛋白质比较多，那么臭味很浓，甚至到难以忍受的地步。

不同的水果让大便呈现不同的气味

很多人会发现吃完水果后，便意似乎来得更快一点，这是因为水果中富含膳食纤维，膳食纤维促进了肠道的蠕动，从而让排便更顺畅。

不仅排便更顺畅，似乎大便还会释放那种食物特有的味道，比如吃了榴梿，我们的大便中会有榴梿气味，吃了草莓，我们的大便会有草莓气味。

之所以会出现这样的情况，是因为很多水果中富含香精，水果香精让水果释放出特殊的味道，当我们打开榴梿的时候，只要闻到这样的气味，不用看就知道这是榴梿。我们在吃水果的时候，会把这些香精一起吃下去，由于这些香精无法被消化吸收，所以排出的大便会自带一股特殊的水果味。

不光榴梿、草莓会让大便的气味改变，苹果、菠萝等水果同样有可能。

大便臭味与疾病有关吗

作为消化内科医生，我经常与大便打交道，不仅要看大便的颜色、形状，还要闻大便的气味，很多消化道出血的患者，在便血的时候，会有一股浓重的鱼腥或血腥味。

还有一些结直肠癌的患者，由于大便在肠内停留的时间长，再加上肿块出血，这个时候可能会有一股浓重的腐臭味。

有些罹患肠道消化吸收不良疾病的人，特别是脂肪和糖类消化吸收不良，脂肪酸分解及糖类的发酵会释放出特殊的酸臭味。

另外，大便出现异常的臭味，不仅仅可能是肠道疾病所致，像胃病、肝病和胰腺疾病等也都有可能导致大便出现异常的臭味，如胃癌出血引起大便呈血腥味，肝硬化肠道菌群失调引起大便呈恶臭味，慢性胰腺炎脂肪泻引起大便恶臭。

如何鉴别是饮食引起还是疾病所致

当大便出现异常的臭味时，到底应该怎么办？

通过前面的讲解，你应该了解了导致大便恶臭的原因一方面可能是饮食，另一方面可能是疾病，要区别两者，首先要回顾一下自己的饮食习惯。如果你偏食严重，特别喜欢肉食，很少进食蔬菜和水果，那么这可能会让你的大便出现恶臭，建议改变一下饮食习惯，如果改变以后，大便的恶臭味很快消失，你又没有其他的不适，可以继续观察。如果改变饮食习惯后，大便恶臭味依然没有消失，或者自始至终你的饮食习惯都很好，但大便就是有恶臭味，这个时候要警惕疾病的可能，建议你及时检查。

如果不仅大便有恶臭，还伴有颜色、形状、排便习惯的改变，那么同样要警惕疾病来临。

怎样才能让大便的臭味减轻

养成规律的排便习惯，每天能排一次大便最好。便秘患者的大便更容易出现恶臭味，这是因为粪便在肠道内停留的时间太长了。

多喝水有助于减轻大便的臭味，因为水是大便的膨松剂，不仅能促进大便的排泄，而且能够溶解一部分气体。

不要顿顿都是大鱼大肉，饮食要均衡，每天都要摄入适量的蔬菜和水果。

远离浓咖啡、酒精和香烟，因为它们也会导致大便呈现恶臭味。

"屁大点事"，真要当回事

现实生活里，我们常用"屁大点事"来形容一件事根本不算什么大事，但是38岁的柳先生却因为放屁增多格外烦恼。一次开会的时候，他由于没憋住，当场放出一个响屁来，会议室里顿时一片沉寂，柳先生感到尴尬无比，恨不得地上有个洞赶紧钻进去。还有一次，他在上班的路上肚子就开始咕咕响，到电梯的时候由于特别挤，他实在忍不住，就放了一个屁，那个屁又响又臭，以至于所有人都捏住了鼻子，站在柳先生身边的两个人还用嫌弃的目光望着他。

由于柳先生的屁特别多，就总是遭遇尴尬，所以妻子劝他抽空到医院检查一下，别拖成了大病。

那么，为什么会放屁增多呢？想揭开答案，我们首先要了解屁是怎么来的。

屁是怎么来的

肠道菌群能够分解食物残渣，从而产生气体，但是如果你认为这是屁的主要来源，那就大错特错了。

肠道里大部分气体主要的来源其实是吞入的空气，而肠道菌群分解食物残渣产生的气体只是占了其中的一小部分。

我们在吃饭、喝水、说话的时候都会吞入空气，被吞入的气体沿着消化道，伴随消化道的蠕动而不断前行，当抵达肠道的时候，吞入的空气和肠道微生物产生的气体融合在一起，它们借助肠子蠕动的力量，"噗"的一声冲出肛门，那一个响亮的声音，那些特殊的气味，都是屁在说："我来了！"

很多人认为屁只是单一的气体，这是大错特错的，屁融合了多种气体，经过成分检测，屁里的成分有5种以上，其中氮气的比例为59%、氢气的比例为21%、二氧化碳的比例为9%，甲烷的比例为7%，氧气的比例为3%，其他微量化合物的比例为1%。

其实屁的成分和空气有异曲同工之妙，空气同样属于混合物，它主要由氮气、氧气、稀有气体（氦、氖、氩、氪、氙、氡）、二氧化碳以及其他物质（如水蒸气、杂质等）组合而成。

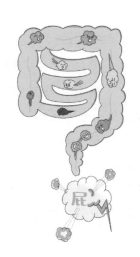

"九曲十八弯"的消化道

　　问题来了，为什么屁会有特殊的臭味呢？

　　很多人认为屁臭与甲烷有关，甚至很多人捂着鼻子对放屁的人说："你又在制造甲烷了！"其实这是误解，甲烷本身并不臭。

　　研究发现，屁之所以呈现特殊的臭味，主要是微量化合物在作怪，这些微量化合物里一旦含有硫化氢和吲哚，那么屁就会呈现特殊的臭味。

　　我们首先来了解一下硫化氢，硫化氢是一种无机化合物，标准状况下它是一种易燃的无色酸性气体，浓度低时有臭鸡蛋气味，浓度极低时便有硫黄味。

　　吲哚是一种很特殊的气体，吲哚浓度很高时具有强烈的粪臭味，扩散力强而持久。如果浓度很低，它表现为特殊的香味，可以作为香料使用。

每天要放多少屁

　　有人会问，屁里其他微量化合物的比例仅仅为1%，为什么它还会引起明显的臭味呢？这是因为我们的鼻子对臭味特别敏感，即便空气里含有一点点，我们也会觉得特别臭。臭的气味会让我们产生本能反应，在闻到臭味的时候，我们会用手捂住鼻子，会赶紧躲避。

　　很多人觉得自己的屁特别多、特别臭，于是他们就想，要是没有屁就好了。

　　屁是一种气体，这种气体不仅来源于空气，还来源于微生物的发酵，所以对屁要有一个正确的认识，一个健康的人，屁和大便一样，都是再正常不过的存在，一个人每天要放屁6~20个，每次约有100毫升的气体被排出去，一天下来，总产气量可达1.7升。

　　不要小看屁，恰恰是及时放出去的屁，让我们肠道里的气体始终保持动态平衡，不会引起腹胀不适，如果突然没有了屁，那才可怕！想想看，如果大量的气体堆积在肠道里，又无法排出去，结果会怎样？气体越积越多，会让你的肚子越来越大，你的腹部膨胀感也会越来越明显。

所以，虽然屁多、屁臭让你很烦恼，但是没有屁则万万不行，没有屁往往提示着严重疾病的来临，如肠梗阻、肠套叠、肠穿孔等。

为什么屁又多又臭

屁之所以特别多，一方面是吞入的空气太多，另一方面是进食了太多产气的食物，如大豆、黄豆、豌豆、红薯、南瓜、萝卜、洋葱、生姜和大蒜，肠道菌群会利用这些食物残渣分解产生更多的气体。

也有人出现屁多是因为有乳糖不耐受和果糖吸收不良，前者是缺少乳糖酶，导致牛奶里的乳糖无法被小肠吸收，来到肠道，经过菌群分解产生了大量的气体。后者是小肠里缺少葡萄糖转运蛋白或者短时间内摄入大量果糖导致葡萄糖转运蛋白超负荷运作，从而导致水果里的果糖无法被小肠吸收，经过肠道菌群分解同样产生了大量的气体。

至于很多人的屁特别臭，一方面是因为摄入了大量的高蛋白和高脂肪食物，导致小肠负担增加，未被完全消化的食物来到大肠，在细菌的作用下，蛋白质和脂肪被分解产生较多的硫化氢、氨气和吲哚，使得屁特别臭。另一方面是疾病所致，如罹患炎症性肠病和消化道恶性肿瘤的人，由于肠道菌群失调，肠道内环境紊乱，肠道蠕动异常，肠道里粪便停留时间过久，都导致屁有浓重的臭味。

如何制造出更健康的屎

很多人认为，"屁大点事"，根本无须当回事！但是通过我前面的讲解，相信你对屁有了新的认识，屁的事，真要当回事。

屁和大便都是排泄物，只是一种是气体，肉眼看不见，另一种是实物，肉眼可以看到，对于这两种排泄物，我们都要重视，我们要重视放屁的频率，也要警惕它发出的异常臭味。

出现异常的时候，及时到医院检查最重要，很多人常常抱有侥幸心理，觉得自己没多大问题，但是有没有病，不能仅仅依靠感觉。

如果要想制造出更健康的屁，首先应该及时排查肠道的器质性疾病，这个时候，肠镜无疑是最佳的检查方式。

如果检查没有什么大问题，你就要从食物入手，看看是不是进食了太多产气或者制造臭气的食物。

另外，不健康的进食方式，如吃饭的时候狼吞虎咽、说话和大笑，都会导致你吞入太多的空气。长期吸烟也会导致吞入的空气增多。如果能改变这些坏习惯，你会发现自己制造的屁会健康许多。

排便时间该如何选择

每个人都拥有属于自己的排便时间，这是大便与身体的约定，到了排便的时间，大便就会发出信号，似乎在说："主人，快放我出去！"

不要小看排便，及时排便就好比给肠道减负，排便顺畅的那种酸爽感，是属于你的"独家记忆"。

但是总有人试图改变原本非常规律的排便时间。比如上周，我接诊了一名排便困难的患者。35岁的杨女士出现排便困难已经一个月了，她说自己以前的排便习惯很好，基本上都是在上午，一天一次，根本没有出现现在这样的排便困难。

好端端的，为何排便会突然出现异常呢？通过检查，杨女士的肠道并没有异常，那么，是不是饮食习惯不好？比如大鱼大肉等高脂肪食物吃太多了，很少进食蔬菜水果粗粮等富含纤维素的食物，也会引起排便困难。但是杨女士并没有，她告诉我，她上午的工作很忙，特别是9~10点之间，因为忙碌，常常都没时间喝口水，而她排便的时间恰恰是在这个时间段。长期忙碌的工作，由于不想耽误时间，杨女士便养成了憋大便的习惯。刚开始的时候不适应，每次都是憋到不能再憋了才跑去厕所，到后来杨女士发现自己居然能憋住了，一上午不解也不想解，不过排便时间也开始变得杂乱无章起来，有时候是中午，有时候是下午，有时候是晚上，有时候竟然在凌晨。

最佳的排便时间

每个人的大脑里都有一个无形的生物钟，长期规律的生活方式，让我们形成了这样的生物钟，比如到了该睡觉的时间，我们就打哈欠了，大脑反应也会变得迟钝；到了该起床的时间，不用闹钟也能马上醒来。同样，到了该排便的时间，生物钟也会提醒我们：该排便了。

只要排便时间规律，无论你是上午、中午，还是下午，其实都无须过于担心。但是大多数人的排便时间会固定在起床或早餐后。这不仅与我们长期养成的良好的排便习惯有关，而且与我们的身体活动规律也有关。

早晨起床的时候，万物复苏，也是身体开始复苏的时候，站立后结肠的蠕动能力会增强，正是在肠蠕动的作用下，大便才会一路向下，最终排出肛门。所以，晨起时由于结肠的蠕动，会导致便意的出现。有的人是在进食早餐后出现便意，原因在于胃结肠反射。

胃结肠反射是指进食以后胃充盈可以反射性地引起结肠蠕动增加，从而将内容物推向直肠，引起排便反射。有研究发现，胃结肠反射持续的时间可以达到 40~50 分钟。

值得一提的是，胃结肠反射的持续时间过长或过短都不好。过长，就像高速奔跑的汽车刹不住一样，容易导致腹泻；过短，就像汽车没油一样，容易导致便秘。

我们的老祖宗其实早就发现了人体排便的规律，比如《黄帝内经》中的十二个时辰养生法写道："卯时大肠经旺，利于排泄，宜喝水。"卯时就是指早晨 5 点到 7 点。

排便需要练习

对于杨女士这样的人群，本身有好的排便习惯，但是由于自己长期憋大便，导致排便习惯改变，排便时间变得毫无规律，一定要警惕的是，如果排便习惯发生改变，排便时间变得不再固定，那么便秘发生的风险也可能越高。

如何才能让排便习惯恢复规律？进行排便练习。

什么时候去练习呢？如果你掌握了身体活动的规律，一切就变得简单起来了。由于起床或早餐后是肠蠕动最活跃的时刻，所以在这个时间段里练习排便，效果会很好。

排便是一气呵成的过程，对于一个排便正常的健康人来说，排便时间往往能控制在 3~5 分钟，但对于便秘的人群来说，排便时间则可以无限延长，有的人可能一两个小时都排不出来，排便持续的时间太久，很容易导致痔疮、肛裂等疾病发生。

由于排便受到大脑的控制，所以我们应该聚精会神地来做这件事，很多人在排便的时候玩手机，这样做非常不利于排便反射的建立。

不要指望短时间就能养成良好的排便反射，一个人从儿童到成人，良好的排便反射的建立需要一个漫长的时间，在这个漫长的时间里，我们通过反复练习来找到属于自己的那个时间点，与大便建立良好的默契。

🦠 不要憋大便

直肠里有丰富的感受器，当大便充满直肠的时候，就会刺激这里的感受器，随即发出冲动传入腰骶部脊髓内的低级排便中枢，同时上传至大脑皮质而产生便意。不妨想想看，总是憋大便，直肠里的感受器对大便的刺激就会出现没反应、不应答的现象，这种现象会让直肠里的大便越积越多却没有便意。

对于排便而言，牵一发而动全身，如果一个环节出了问题，时间长了，其他的环节也会出问题，大脑反复收到错误的指令，就会错误地判断你根本不需要排便。由此可见，长期憋大便，真的不是一种好习惯。

由于排便的时间很短暂，仅仅持续 3~5 分钟，所以一旦有便意而不去排便，可能就会错失最佳的排便时机，导致要排的时候不排，想排的时候又排不出来。

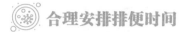 **合理安排排便时间**

很多人都碰到过这样的情况，到了排便的时间自己可能还在外面，于是跑着去找厕所，那种痛苦真是一言难尽。一方面，在不适合的环境里，强行控制住自己的排便冲动是很难受的事。另一方面，大便在不停呼喊："主人，快放我出去！"

为了避免这样的尴尬，无论你在什么地点，都一定要合理安排时间。

比如你在早上九点左右排便，那么你就应该提前处理好手头的工作；比如你去了陌生的地方，但很快就要到排便时间了，那么你要做的就是尽快熟悉周围的环境，找到公共厕所，避免便意来临的时候找不到厕所。

由于排便受到大脑的控制，而周围的环境又影响着大脑指令的下达，所以，我们一定要给排便创造一个好的环境，在恰当的时间、合适的地点顺利排便。

便秘是上火吗

40岁的赵先生来到诊室，看到我后他的第一句话就是："医生，我上火了，给我开点祛火药吧。"事实上，来找到我之前，赵先生在家已经吃了一个月的祛火药了，牛黄解毒丸、黄连上清丸、三黄片、银翘解毒片，但是赵先生所描述的"上火"症状并没有好转。

"上火"其实是民间俗语，只是这两个字深入人心，当人们出现任何不适，大家首先想到的就是上火。除了便秘以外，面红目赤、口唇干裂、口苦燥渴、口舌糜烂、咽喉肿痛、牙龈出血、鼻衄出血、耳鸣耳聋、尿血便血、舌红苔黄等，都被人们认为是上火的症状。

但是，便秘真的是上火那么简单吗？

通过询问赵先生的症状，我告诉他，他所出现的便秘根本不是上火那么简单，如果错认为自己是上火，随着时间的推移，便秘现象不仅不会好转，反而越来越严重，便秘和上火并不能画等号。

事实上，通过检查，我发现导致赵先生便秘的罪魁祸首，其实是乙状结肠癌。

功能性便秘，不等于上火

医学上对于便秘的定义是排便困难或费力、排便不畅、排便次数减少、粪便干结。导致便秘的原因非常多，功能性便秘就是其中最常见的因素之一。

功能性便秘，就是检查并没有器质性病变，甚至肠道结构和正常人一样，外观看不出任何异常，只有肠道的动力减弱和直肠肛门功能异常。

我们都知道，排便依靠肠道的蠕动，如果肠道的动力减弱，就像汽车的发动机是小排量的一样，导致加速度不够，大便传输时间就会延长，没有酣畅淋漓的排便过程，排便次数就会减少，大便会变得更加干结，排便也会更用力。

还有一部分功能性便秘的患者，直肠肛门功能异常，导致出口梗阻，大便就是排不出去，这部分患者不仅有排便困难，还常常伴有肛门坠胀感。

无论是肠道动力减弱，还是直肠肛门功能异常，说实话，两者都与上火无关，祛火药当然不能解决问题。

器质性便秘，不等于上火

除了功能性便秘以外，肠道器质性疾病也会导致便秘，比如肠道里长了肿瘤、息肉，肠道里出现了慢性炎症等，都可能引起便秘。

和功能性便秘不同的是，器质性便秘，在检查的时候，医生可以直接看到病变的位置、病变的范围，以及病变的程度。

无论哪一种肠道器质性疾病，也都与上火无关，如果不解决原发病，只是靠吃祛火药，便秘现象不仅不会缓解，反而会越来越严重。

按照上火来对待，容易误诊或漏诊

虽然功能性便秘不会对身体造成致命的影响，但如果是器质性便秘，比如大肠癌，只吃祛火药，不做检查，能消灭肿瘤吗？当然不可能，一拖再拖，最终只会导致癌细胞扩散转移。

也有一些祛火药添加了泻药的成分，患者在服用这些祛火药的时候，泻药刺激肠道，让便秘短时间内得到改善，患者会坚定认为自己就是上火。这同样很危险，非常容易掩盖病情，让患者放松警惕。

怎样治疗便秘最科学

便秘一定要讲究科学治疗，而不是出现便秘就去药店购买祛火药。

如果你出现便秘，建议你首先到医院就诊，医生会进行一些检查，以明确你到底是功能性便秘还是器质性疾病，如果排除了器质性病变，医生会告诉你采用一些科学的方法来治疗便秘。

治疗功能性便秘，最主要的是改变不健康的生活习惯，不妨记住以下七点。

①多喝水。饮水过少，会让大便变得像羊屎颗粒一样，大便干结，排便时会更加费力，所以，要想远离便秘，一定要多喝水。除了多喝水之外，咖啡、碳酸饮料、浓茶等刺激性饮料，建议最好少喝一点，因为这些饮料有利尿作用，会抽走身体里的水分。

②保持好心情。心情不好，会导致自主神经紊乱，引起肠道蠕动减慢，进而诱发便秘。所以要想远离便秘，一定要保持愉悦的心情。

③多运动。运动少，每天不是坐着就是躺着，这样更易便秘，这是因为缺少运动，会让肠道动力减弱。对于运动的选择，要力所能及，像打太极拳、做体操、慢跑、游泳或散步都是不错的选择。如果你体弱多病，没办法进行这些运动，可以平卧在床上进行深腹式呼吸，也可以自己进行腹部按摩，但要注意的是，按摩最好采用顺时针方向，由右下角向上，抵达肋缘后转为中间，到左侧边界后再往下，一直来到左下角，这个路线其实就是肠道的形状，也是大便在肠道内蠕动的过程，所以每天坚持 15~30 分钟的腹部按摩，对于促进肠蠕动有帮助。

④集中注意力。正所谓一心不能二用，排便时玩手机，无形中干扰了大脑对于低级排便中枢的指挥，导致便秘现象越来越严重。

⑤多吃蔬菜、水果。不吃蔬菜、水果和粗粮，导致膳食纤维的摄入量减少，没有什么东西可以刺激肠道，肠道的动力自然会减弱。便秘患者应多吃新鲜蔬菜和水果。

⑥多吃粗粮。食物过于精细、热量过高，肠道动力也不会好到哪里去，因为这些东西经过消化吸收之后，到肠道里会变得特别黏稠，感觉就像水泥和沙子混在一起一样，排出来的大便都会黏在马桶上。便秘患者应多吃玉米、高粱、荞麦、燕麦、麦麸以及多种干豆类粗粮。

⑦养成规律的排便习惯。排便习惯是大便与肠道之间默契的约定，建立了良好的排便习惯，到了固定的时间，你就有便意，到厕所后大便也能很顺利地排出，但是要想建立规律的排便习惯，一定不能有憋大便的坏习惯。一般来说，能养成清晨排便的习惯最好，如果工作特别繁忙，早上赶时间，你可以在晚上，特别是晚餐后1个小时去厕所蹲一蹲。

怎样诊断功能性便秘

目前诊断功能性便秘最权威的依然是罗马标准，最新的罗马标准是罗马Ⅳ。

根据罗马Ⅳ标准，功能性便秘的诊断，应该满足四点要求。第一点，必须包括以下2项或2项以上的症状：①至少有25%的排便感到费力；②至少有25%的排便为干粪球或硬粪；③至少有25%的排便有不尽感；④至少有25%的排便有肛门直肠堵塞感；⑤至少有25%的排便需要手法辅助（如手指协助通便、盆底支持）；⑥每周自发排便少于3次。第二点，不用泻药时很少出现稀粪。第三点，不符合肠易激综合征的诊断标准。第四点，诊断前症状出现至少6个月，近3个月符合以上诊断标准。

如果你出现便秘症状，时间超过了半年，而且到医院检查也没什么器质性病变，那么可以参照以上标准，看看自己是不是得了功能性便秘。

便秘的危害，真不是肛门痛那么简单

不敢排便，每天最害怕的事情就是排便。60岁的老邓找到我，他说最近半个月的时间，自己每次排便都伴随肛门剧烈的痛感，有时是几分钟，有时则持续一两个小时。肛门痛，那是一种撕裂痛，根本无法承受，时间长了，老邓甚至有"恐便"心理了。

老邓不知道自己到底是怎么了，他说自己便秘很多年，但一直没到医院好好检查过，这一次通过检查，我发现导致老邓排便时肛门痛的罪魁祸首其实是肛裂。

肛裂，很多人的第一反应是肛门裂开了。所谓的肛裂，其实是肛管皮肤呈现全层纵行裂开，在肛裂的周围，常常有一些小溃疡的形成，肛管是圆柱形的，它就像一个杯子一样，理论上肛管的四周都可以出现皮肤撕裂，但是最常见的部位是肛管的后正中方向。

出现肛裂时，最直接的感受是什么？当然是疼痛，当大便通过肛裂部位的时候，就像有人朝你伤口上撒盐一样，由于肛管里有丰富的神经末梢，所以肛裂引起的疼痛会特别明显，这种撕裂般的疼痛，让人不想再有第二次。

🔬 肛裂，撕心裂肺的痛

导致肛裂的原因非常多，但便秘无疑是最重要的因素之一。肛裂不是一下子发生的，由于长期便秘，干结的大便在通过肛管的时候，很容易引起肛管的损伤，这就好比你身上的伤口总是在水里浸泡着一样，时间长了，想愈合就非常困难。

肛门是消化道的出口，直接与外界环境相接触，所以无论是肛周还是肛管，都非常容易遭受细菌的入侵。你可以理解成肛管和肛周都是容易藏污纳垢的地方，在细菌的作用下，导致肛管在出现撕裂的时候更难愈合。

更糟糕的是，便秘不仅会影响肛裂，肛裂反过来也会加重便秘。因为肛裂导致剧烈的排便后肛门疼痛，很多人不愿意去排便，粪便在肠道里停留的时间更长，大便更干结，导致便秘现象进一步加重。所以，便秘和肛裂更像是一对"难兄难弟"。

痔疮，十人九痔

说起痔疮，很多人会说它的发生率实在是太高了！的确，我们经常听到身边的人说"十人九痔"，很多人不知道痔疮是什么，其实它就是肛管或直肠下端静脉丛瘀血曲张所致。

对于患者而言，长期的便秘导致排便更用力，排便时间更长，这些都会导致肛管或直肠下端的静脉丛更易发生瘀血曲张。虽然40%的痔疮都没有症状，但也有60%的痔疮会导致各种各样的不适，其中最常见的症状有出血、疼痛、脱垂和瘙痒。

直肠脱垂，掉出来的一块肉

便秘患者在用力排便的时候，由于腹内压持续增高，会导致直肠脱垂，肛门口有鲜红色的肿物脱出，有时上面混有黏液和血液，很多人会误认为是痔疮。

医学界对于直肠脱垂的标准定义是直肠壁黏膜层或肠壁全层向

下移位的现象。根据是否脱出肛门，直肠脱垂又分为直肠内脱垂和直肠外脱垂，直肠内脱垂是肉眼看不到的，直肠外脱垂也就是排便时脱出的鲜红色肿物。

与肛裂不同的是，直肠脱垂一般并不痛，但是反复直肠脱垂很容易导致肛门括约肌的损伤，排便依赖于肛门括约肌的协助，如果这里变得不听使唤，结果可想而知，很容易导致肛门失禁,通俗点说，就是大便失禁，不能自主排便。

除了会诱发肛门失禁之外，直肠脱垂还很容易导致出血、肛门坠胀、排便不尽。

💓 致命威胁，心脑血管疾病

很多老年人都有心脑血管疾病，按说便秘和心脑血管疾病是两种不相关的疾病，但是对于一个本身就罹患心脑血管疾病的老人来说，如果还有便秘，那么危险系数就会成倍增加。原来，便秘患者排便时过分用力，腹肌收缩，腹内压升高，使得血压升高，很多便秘患者在排便的时候面红耳赤，血压急剧升高，很容易诱发心脑血管疾病，甚至加重病情。

对于便秘的老人来说，在用力排便时诱发脑出血或心肌梗死都是可能的。现实生活里，这样的案例太多，所以老年人一定不要忽视便秘的危害，在出现便秘的时候，应该及时咨询医生，接受科学的治疗。

🚽 粪石性肠梗阻

便秘患者排便困难，大便特别干结，干结的大便在肠道里停留的时间延长，就会逐渐融合形成更硬的粪石。我们都知道我们的结肠能够蠕动，在蠕动的过程中，粪石不断融合，形成更大的粪块，而肠道空间是有限的，一旦粪石卡在肠道的某一个部位，就可能导致肠梗阻，医学上称之为粪石性肠梗阻。

出现肠梗阻的患者，肛门会停止排便排气，患者会感到腹痛腹胀，甚至出现恶心、呕吐等临床症状。更可怕的是，如果形成了完全性肠梗阻，也就是肠道被粪石完全堵塞了，肠道内大量的气体和液体无法排出，它们造成肠内压增加，随着时间的推移，肠壁受到的压迫始终得不到解决，就会出现血运障碍。严重的肠梗阻会导致肠坏死和肠穿孔，甚至引起严重的化脓性腹膜炎，危及生命。

心理创伤

要是能坐在马桶上来一次酣畅淋漓的排便，那该是一件多么幸福的事情！但对于便秘患者而言，这简直是一种奢望。排便不出的那种痛苦，真是常人难以想象、难以理解的。如果坐在马桶上还好点，如果家里用的是蹲便器，想想看，时间长了，很容易出现腿麻和腰酸的现象。

由于饱受排便困难的煎熬，很多便秘患者都有"恐便"心理，排便让他们倍感焦虑。我们的肠道很敏感，被称为人体的第二个大脑，严重的焦虑反过来又会进一步加重便秘。排便还会影响大脑功能。长期便秘的人可能会有这样的感觉，注意力不集中，记忆力下降，甚至反应也变得迟钝。

原来，便秘的时间长了，大便在肠道内停留的时间更长，在细菌的分解作用下，产生了更多的气体，如硫化氢、吲哚和氨气，这些气体不仅让排出来的屁更臭，而且有害气体量的增多，超出了肝脏的解毒负荷，就会进入血液循环，通过血脑屏障，最终影响大脑的功能。

由此可见，便秘对身体的危害，还真不是肛门痛那么简单，对于一些有基础疾病的老人而言，如果不及时治疗便秘，甚至可能危及生命，大量的临床案例证实，便秘真的不是小事，任何人在出现便秘的时候都不应该忽视。

蹲便 vs 坐便，究竟哪个对排便更好

55岁的何女士最近两个月饱受便秘的困扰，她怀疑问题是不是出在马桶上。原来，何女士以前的家，卫生间里安装的是蹲便，自己习惯了蹲便，每次排便都很顺畅。自从搬到了新家，卫生间里安装的都是坐便，坐着排便，虽然更舒适了，但排便却更加困难了。何女士于是埋怨丈夫，明明有两个卫生间，在设计的时候就应该一个是蹲便，一个用坐式马桶，这样多好，自己便秘的问题就能迎刃而解了。

但何女士的丈夫并不这么认为，他觉得便秘不便秘，与马桶和蹲便无关，自己无论使用坐便还是蹲便，都没有排便困难的现象，相反，他觉得使用坐便还更舒适一点。

蹲便的优点和缺点

我告诉何女士，的确有很多人在使用蹲便的时候觉得排便更顺畅，在使用坐式马桶的时候觉得排便困难。

原来，看似普通的一个排便过程，其实需要全身的参与。准备排便的时候，我们深吸气，声门关闭，增加胸腔压力，膈肌下降、腹肌收缩，增加腹内压力，使乙状结肠和直肠收缩，肛门括约肌舒张，于是大便得以顺利排出。

良好的排便习惯和排便方式有助于排便一气呵成，蹲便的时候，腹内压会增加，所以更有利于排便。另外，选择蹲便这种方式，可以让直肠变得更直，对于"直肠子"的人，大便畅通无阻，排便自然也会更加顺畅，所以蹲式排便其实更符合人体生理结构。

有关蹲便和坐便究竟哪个效率更高，的确有人做过这样的研究，研究发现，蹲便者使用宽度为 30 厘米的蹲坑，完整排便时间约 51 秒；而坐便者使用宽度为 40 厘米的马桶，完整排便时间约 130 秒。由此可见，蹲便相对于坐便，排便时间缩短，排便的效率更高。

但是蹲便也并不是没有缺点，很多人都有这样的感觉，如果蹲的时间久了，很容易出现腿麻和头晕眼花的现象，对于年轻人而言问题不大，站起来很快能缓解，但是对于老年人来说，久蹲可能发生危险，腿麻和头晕眼花会让老年人跌倒的风险增加。很多老年人都有骨质疏松，一旦跌倒，骨折的风险也会增加。

坐便的优点和缺点

1861 年，管道工托马斯·克莱帕改进了抽水马桶，并发明了一套先进的节水冲洗系统，到了 19 世纪 60 年代，抽水马桶在欧美盛行开来，并传播到亚洲。从 1861 年到现在，一百多年过去了，如今马桶已经成为各家各户的必备"排便神器"，甚至很多公共厕所也会放置坐式马桶。

坐着肯定比蹲着更舒适，对于老年人来说，由于蹲便有摔倒致伤的风险，所以选择坐式马桶会更加安全。对于孕妇而言，由于腹部膨隆，腹内压增加，下蹲对她们来说特别困难，所以坐式马桶也成了最佳选择。

但是前面已经说了，相对于蹲便，坐便时的排便时间会延长，可能会出现像何女士一样的情况，蹲便时排便更顺畅，坐便时则出现排便困难的现象。

坐便可加垫脚凳

如果家里只有坐便，那么有没有更好的方法来改变排便方式呢？

建议使用坐便时可以加上马桶垫脚凳，有了这样的垫脚凳，在排便的时候就可以双脚踩在上面，实现了抬高双脚，让膝盖高于臀部的效果，从而将坐便改成了类似蹲便的方式，这样对于何女士这样的人群，问题就迎刃而解了。

不过要注意的是，马桶垫脚凳的质量一定要好，要牢固稳定，高度要低于马桶，可以根据自身情况自制或购买合适的垫脚凳。

坏习惯都改掉了，可还是便秘怎么办

48岁的张女士已经饱受便秘困扰两年了，她去医院看过很多次，各种各样的检查也做了不少，都没发现大问题。医生说张女士属于功能性便秘，建议她一定要改变不健康的生活习惯。过去张女士很少吃蔬菜和水果，现在她每天都坚持吃，以前不爱运动，喝水少，现在都特别注意了。可问题是，坏习惯都改掉了，张女士便秘的症状却始终没有得到明显改善。

"功能性便秘是不是治不好了，我究竟要不要用药治疗，能不能做手术？"张女士来到医院找到我，希望我能给她一些建议。

事实上，我碰到的功能性便秘患者很多，这是一种常见病，随着年龄的增长，便秘的风险也会增加，到了老年期，便秘的发生率可以高达68%左右。但是不同的患者，便秘的严重程度可能有所不同。

根据便秘相关症状的轻重以及对生活的影响，医生将功能性便秘分为轻度、中度和重度。轻度便秘，不影响日常生活，通过改变不健康的生活习惯，往往能从一定程度上改善便秘；中度便秘，已经开始影响正常生活，这个时候不仅要改变不健康的生活习惯，还得依赖药物治疗，不过综合治疗后患者的症状往往也能改善；对于重度便秘，已经严重影响生活，必须长期使用药物治疗，不能停药，而且即便用药，效果也不是特别好，或是根本无效。从张女士的情况来看，她属于中度便秘，既然改变生活习惯也不能缓解便秘，这个时候就需要其他的治疗方法了。

🔬💊 通便药物如何选择

很多功能性便秘患者都会选择通便药物，他们认为改变不健康的生活习惯很难，有些中度以上的便秘患者即使改变生活习惯也不能收获明显的效果，还不如通便药物来得痛快。

但是药物都是一把双刃剑，通便药物可以通便，但是也会加重便秘，导致越吃越离不开，越吃效果越不好。

通便药物的种类很多，主要包括五大类：容积性泻药、渗透性泻药、润滑性泻药、刺激性泻药和促动力药。

容积性泻药就是增加大便的体积来发挥通便作用，像欧车前、麦麸、聚卡波非钙等都属于容积性泻药。但是要想容积性泻药发挥最好的效果，在服用的时候要多喝水，通过水和容积性泻药的作用，让大便体积增加，从而刺激肠壁，促进大便的排泄。容积性泻药的优点是比较温和，适当长期服用，对肠神经没什么损伤，但缺点是对于轻度便秘效果好，对于中重度便秘可能没什么用。

渗透性泻药，服用后可以在肠道内形成高渗状态，吸收了大量的水分，让粪便的体积得以增加，从而有利于排便，像聚乙二醇、乳果糖、硫酸镁、磷酸钠盐、甘露醇等都属于渗透性泻药，渗透性泻药适用于轻、中度便秘患者，它是临床应用最多的泻药。患者进行肠镜检查前，医生开的肠道准备药物其实都属于渗透性泻药。但是不同的渗透性泻药也有不同的优缺点，如聚乙二醇口服后不被肠道吸收，很少引起水电解质紊乱，不良反应很少；乳果糖在肠道内被分解为乳酸和乙酸，有利于保持肠道菌群的稳定，对于肝硬化患者来说，口服乳果糖不仅能通便，还能降低氨的浓度，有助于预防肝性脑病；硫酸镁、磷酸钠盐属于盐类泻药，使用后容易导致电解质紊乱，老年人和肾功能不全的人最好不用，磷酸钠盐还可能诱发急性磷酸钠盐肾病和肾功能损害。2008 年 12 月 11 日，美国食品药品监督管理局（FDA）就发布了有关使用口服磷酸盐制剂清理肠道导致急性磷酸盐肾病的信息。

润滑性泻药，主要是通过润滑肠道来通便，像甘油、液状石蜡油等都属于润滑性泻药。润滑性泻药在现实中的应用也很广泛，它的作用是润滑肠壁、软化大便。

刺激性泻药，主要刺激的是肠神经，进而增加肠蠕动，刺激肠道分泌肠液，从而发挥通便作用，像酚酞、大黄、番泻叶、芦荟、比沙可啶等都属于刺激性泻药。刺激性泻药最好少用或不用，但是各种保健品里最喜欢添加这些，商家在广告宣传的时候还总是打着"绿色无毒"的旗号，却没有告诉消费者，长期服用刺激性泻药，很容易导致不可逆的肠神经损伤，容易诱发结肠黑变病。

促动力药就是促进肠道的动力，像莫沙必利、普芦卡必利、伊托必利等都属于促动力药物，促动力药物最适合的人群是慢传输型便秘患者，这类患者肠道动力不足，促动力药就像是给发动机加了一个涡轮增压一样。

了解了通便药物的不同种类、作用机制和优缺点，我们再来谈一谈便秘的张女士究竟适合哪一种通便药。张女士属于中度便秘，可以考虑使用渗透性泻药，选择乳果糖或聚乙二醇会更加安全，也可以选择促动力药物，如果效果可以，可以长期间歇使用，当然最不能选择的就是刺激性泻药。

心理治疗、生物反馈治疗和理疗

功能性便秘的治疗，除了药物治疗外，心理治疗、生物反馈和理疗也是不错的选择。由于功能性便秘的发生与精神、心理因素有关，所以对于这部分人群，应该给予心理治疗，心理治疗不仅包括心理药物治疗，还包括心理指导和认知疗法，不过这方面的治疗要咨询专业的心理医生。

生物反馈治疗是通过一些特殊的设备让患者感受自己盆底肌的状态，对于便秘患者而言，盆底肌发挥的作用至关重要，通过指导患者锻炼盆底肌，学会如何放松和协调盆底肌，从而达到治疗便秘的目的。目前很多医院都可以开展盆底肌的修复锻炼，有需求的便秘患者不妨去深入了解一下。

理疗是采用针灸、按摩推拿、骶神经刺激等方式来治疗便秘，它们的原理是刺激神经、促进肠道蠕动、促进局部血液循环。

功能性便秘能不能做手术

在门诊经常碰到便秘患者，他们总问："医生，我太难受了，吃什么药都不管用，能不能做手术，彻底解决便秘问题？"

根据患者肠道动力和肛门直肠功能改变的特点，功能性便秘又分为慢传输型便秘和排便障碍型便秘，前者是结肠动力不足，传输速度减慢，主要表现是排便费力、粪便干结；后者是肛门直肠出口梗阻导致的排便障碍，主要表现是排便费力、有排便不尽感、有排便时肛门直肠堵塞感及坠胀感。

对于保守治疗失败的顽固性慢传输型便秘，是可以手术治疗的，可以选择结肠全切除及回肠直肠吻合术、结肠次全切除术、结肠旷置术、结肠或回肠造口术。但是和药物治疗一样，手术也是一把双刃剑，手术治疗虽然能缓解。便秘，但术后出现的腹泻、腹痛等症状同样会影响患者的生活质量。

对于保守治疗失败的顽固性排便障碍型便秘，当然也可以采用手术治疗，比较常用的方式包括吻合器痔上黏膜环切术（PPH 手术）、经腹直肠悬吊术、经肛吻合器直肠切除术（STARR 手术）、经直肠或阴道直肠前突修补术等。

由于手术存在一定的风险，所以目前医学界的普遍观点是手术治疗必须严格把握适应证，必须在保守治疗失败的基础上再考虑。

网红产品小药丸，真能清肠吗

25 岁的杨女士虽然年轻漂亮，但她也有难言之隐。两年前她就出现了便秘的情况，她在酒吧工作，作息和别人的相反，她晚上工作，白天休息，再加上经常吃夜宵，缺少运动，喜欢饮酒，才让自己便秘的情况越来越严重。

杨女士虽然看了很多次医生，也吃了不少药，但便秘的情况却始终没有改善。半年前经人推荐，她购买了一款网红产品，是从外国进口的小药丸。推荐人告诉杨女士，这是一款神奇的药丸，不仅能帮助排出宿便，还有清肠和润肠的作用，想到自己饱受便秘的困扰，杨女士如获至宝。

事实上，在服用这款网红小药丸之后，杨女士的便秘情况的确得到了改善，不过这种效果并没有持续很久，最近一个月，杨女士发现自己的便秘现象更加严重了，即便加大了小药丸的用量，依然无济于事。

"医生，我到底是怎么了？不会是得了大肠癌吧？"杨女士特别紧张。

我告诉杨女士之所以出现便秘加重的现象，其实是因为小药丸，肠镜检查和小药丸的药品说明书证实了我的推断。

检查显示，杨女士其实是罹患了结肠黑变病，通俗点说，就是她的肠子发黑了，不过除了结肠黑变之外，她的肠道里既没有息肉，也没有癌症。

"医生，正常人的肠子是什么颜色？我的为什么会发黑呢？"杨女士紧张地问。

我告诉杨女士，正常人的肠子是红润的，而结肠黑变病患者的肠子，则呈现特殊的棕褐色或黑褐色改变，外观看起来像豹纹和蛇皮一般。这样的肠子，光凭想象，就足以令人毛骨悚然了，更不用说肉眼直视了。我告诉杨女士，像她这样有结肠黑变病的人其实还不少。结肠黑变病的发生与两种因素有关，一种是长期便秘，另一种是乱用通便药。

网红小药丸的真正成分

关于杨女士服用的网红小药丸，商家介绍的时候会说它是一种纯天然的绿色产品，除了能排宿便清肠之外，没有任何副作用。但是通过查询，我们很容易得知，这款小药丸的主要成分是比沙可啶，无论是从官网介绍还是说明书上，我们均能看到这样的字眼——第2类医药品。所以，有人认为这是一种纯天然的绿色食品或者保健品，其实都是错误的，它本质上仍然属于药品。

首先，我们不妨来了解一下比沙可啶。比沙可啶是一种刺激性缓泻药，主要作用于大肠，口服比沙可啶后可刺激神经末梢产生副交感神经反射，引起肠反射性蠕动而导致排便；同时比沙可啶还可抑制结肠内钠、氯及水分的吸收，使肠内容积增大，引起反射性排便。

比沙可啶产生的副作用并非针对其他的器官，临床应用证实，使用比沙可啶后对心、肺、肝、肾、造血系统及免疫系统均无损害。受比沙可啶危害最大的，其实是肠道。

想想看，这样一款泻药，总是刺激肠道神经，促进肠道蠕动，时间长了，很容易引起肠道神经功能的紊乱，肠道本身的运动功能也会丧失规律，短期来看虽然便秘是缓解了，但长远来看，它不仅影响肠道功能，还会导致药物依赖，造成便秘加重的现象。

网络上有关网红小药丸的评价可谓是毁誉参半，有人认为它的通便效果很好，也有人说，吃得时间长了，效果不仅大打折扣，而且便秘现象更加严重了，甚至有不少人因此去医院寻求帮助，发现了结肠黑变病。

结肠黑变病能痊愈吗

我们的肠道是富有弹性的，就像我们的血管一样，良好的弹性让肠道能屈能伸，弹性保证了蠕动的顺利进行，失去了弹性的肠道就像是一个干瘪的热水袋一样。长期滥用比沙可啶，我们的肠道就会如此，从症状上来看似乎就是便秘和腹胀加重了，如果进行肠镜检查，往往能发现结肠黑变病。

除了便秘以外，长期服用刺激性泻药被医学界认为是导致结肠黑变病的主要原因，像蒽醌类泻剂（包括大黄、番泻叶、芦荟等）和比沙可啶都属于刺激性泻药。

刺激性泻药通过诱导细胞凋亡，使结肠上皮细胞受损，凋亡细胞核组织碎片被增多的固有层巨噬细胞吞噬，在吞噬细胞的溶酶体内转化为脂褐色或其他色素，正是因为这些色素的不断沉积，才最终诱发了结肠黑变病。

结肠黑变病不仅会导致便秘现象的进一步加重，还会刺激肠黏膜上皮增生，所以结肠黑变病患者出现结肠息肉甚至结肠癌的风险，都比普通人更高。万幸的是，结肠黑变病并不是一种不可治疗的疾病，由于便秘和滥用刺激性泻药是导致结肠黑变病的元凶，所以采用更科学的方式缓解便秘，停用刺激性泻药，也可以让肠黏膜的颜色很快恢复正常。

酵素，真能清肠吗

26岁的夏女士最近一段时间皮肤状态很不好，整个人看起来皮肤蜡黄，夏女士找到一家美容店，护理员告诉夏女士，她之所以皮肤不好，主要原因在于肠毒没有排出来，于是向她推荐了一款酵素产品。夏女士说，服用这款酵素产品后，自己的皮肤状态并没有得到很好的改善，但是排便顺畅了很多，在护理员的一再推荐下，夏女士一直坚持服用。

夏女士最近一段时间在备孕，害怕酵素有影响就停止服用了，但夏女士发现，停用酵素后，自己竟然排便困难。夏女士找到美容店，护理员竟然告诉她，是她肠道里的毒素太多了，这种情况，不仅不能停用酵素，还得加量。

夏女士越想越不对，自己服用这款酵素已经整整半年，说实话，皮肤状态没多大改变，钱花了不少，停用后大便还排不出来了，思前想后，夏女士还是决定到医院看看。

又是一例结肠黑变病的患者！检查后，我告诉夏女士，这一个月来，我已经发现了十例结肠黑变病的患者，这些患者都有一个共同的特点，都被人欺骗说肠道里的毒素太多，而服用了各种各样的保健品，这些保健品都打着清肠、排肠毒的旗号，但问题是，它们根本不靠谱。

酵素，是何方神圣

如果你到购物网站搜索酵素，会弹出来琳琅满目的商品，让你眼花缭乱，随便打开一款，你会发现里面的描述大同小异，都是"天然绿色产品""无毒""能够清肠排毒"，以及适用于排便困难、腹胀、皮肤状态差、肠胃不好、瘦不下来的人群。

相信很多人对酵素都不陌生，但是酵素究竟是什么，很多人又支支吾吾说不出来。但是又愿意相信它能发挥各种神奇作用。

酵素的本质就是一种酶，酶是一种蛋白质，它的主要作用是生物催化剂。就拿我们的消化系统来说，消化系统里存在很多消化酶，消化酶本身也是一种蛋白质，消化酶的主要作用是促进食物中糖、脂肪、蛋白质的水解，由大分子物质变为小分子物质，以便被人体吸收利用。

不光消化道，我们的呼吸系统、泌尿系统、循环系统也含有各种各样的酶，研究发现，存在于人体里的酶有5000多种，不同部位的酶发挥着不同的作用，它是身体必需的物质，如果酶缺乏，很容易导致各种疾病的发生。

既然酶对健康而言至关重要，那么酵素是不是就可以发挥神奇作用呢？

　　认真分析这些酵素的成分，很容易发现它们的主要成分是氨基酸、多肽和维生素，这些成分均来源于发酵的蔬菜、水果，商家管这些成分叫精华提炼的植物酶，其实酵素里含有的氨基酸、多肽、维生素等主要成分，都与酶没半点关系。

　　酵素这个概念其实有点偷梁换柱的味道，原来，它们打着酵素的旗号，其实里面根本没有酶，所谓的提取精华，其实就是以各种植物做原料，用乳酸菌或酵母菌发酵制成发酵食品。经过这样的发酵，酵素里除了剩下氨基酸、多肽、维生素等成分，别无其他。所以，酵素产品里其实压根就没有酵素。酵素里面所含有的氨基酸、多肽、维生素，我们完全可以通过食物获取。

　　也有商家会自辩，我们的产品不会作假，多多少少都含有一点酶。好，就算含有酶，那又怎样，不过是一种无效酶罢了。我们的消化道里含有消化酶，如胃内含有胃蛋白酶，酶是一种蛋白质，进入胃内的一瞬间，就会被胃蛋白酶消化分解掉，所以即便含有酶，进入胃内也"难逃一死"。

酵素，为什么能通便

　　既然酵素没用，为什么吃进去之后能够通便呢？就如夏女士，在吃了酵素后，大便的确更通畅了，对于很多便秘患者而言，由于起效快，酵素格外受欢迎，以至于很多人相信，它的确具有清肠、排肠毒的作用。

　　其实，酵素能通便，一方面是因为它里面含有果蔬纤维，另一方面是里面添加了泻药的成分，前者是正常的，因为酵素本就是以各种植物为原料，后者为了发挥通便效果，添加了另外的成分，如番泻叶、芦荟、大黄、决明子等。很多添加的泻药成分往往是刺激性泻药，长期服用这些泻药，容易导致便秘加重，即吃了才拉，不吃便秘更严重，另外，还容易导致结肠黑变病。

自制酵素更加安全吗

"医生，既然你说商品酵素是'交智商税'，而且里面添加了很多有害成分，那么自制酵素应该很安全吧，可不会往里乱加泻药和激素成分的。"

无论是自制酵素还是商品酵素，都有一个发酵的过程，但是发酵过程需要严格的条件，一旦控制不好，很容易导致果蔬受到霉菌污染，变成一坛果蔬发霉泡出的水。如果进食了这样的自制酵素，结果可想而知，要知道霉菌有致癌的风险。

也有一些自制酵素，虽然没有发霉，但是受到了细菌的污染，进食这样的酵素，则容易诱发胃肠道急性感染。

自制酵素过程中，为了增加口感，很多人会加入大量的糖，如果含有的糖分很高，长期食用自制酵素，不仅不会减肥，反而有可能体重增加。

大腹便便，是不是肠道里积了宿便

人到中年，最难控制的莫过于体重了。体重为什么难以控制？其实说白了，还是管不住嘴，迈不开腿。我们总是在找各式各样的理由不去控制体重，以至于体重就像路边的野草一样，疯狂生长，不断爬升到一个又一个的高峰。但是，伴随体重的增加，一些健康问题也开始不断凸显。

45岁的阳哥说，自己年轻的时候可是一枚小鲜肉，但是人到中年，发福现象越来越严重，身高170厘米的他，体重却高达90千克，而且肉几乎全长在了肚子上。肥胖不仅让阳哥鼾声如雷、气喘吁吁，到医院体检，发现他的血糖和血压都高了。

一个偶然的机会，在朋友的推荐下，阳哥来到一家减肥店，店员告诉他："你这大肚子里其实不是脂肪，而是因为肠道里的宿便太多了，只要你选择我们家的产品，把这些宿便排出去，我保证你能瘦，如果不瘦还能全额退款。"阳哥像抓到了救命稻草一样，开始服用这款具有减肥作用的保健品。

吃了一段时间之后，阳哥发现，自己每天都要解很多次大便，体重果真下降了！他欣喜若狂，甚至加大了保健品的服用量。但一切只是暂时的，大概吃了三个月的时间，阳哥发现体重又反弹了，更糟糕的是，他对这款减肥产品产生了依赖，如果不吃，根本排不出大便，店员却还在骗他："你肠道里的宿便太多，根本无法全部排出，还得继续吃才行！"

阳哥来到医院寻求帮助，通过检查，我发现阳哥罹患了结肠黑变病，这与他长期服用刺激性泻药有关。

庐山真面目

很多减肥产品，包括减肥茶、减肥药等保健品，之所以能减肥，不是因为里面添加了能消除脂肪的成分，而是因为添加了刺激性泻药的成分。所以，在服用这些减肥产品之后，很多人都会表现出腹泻，商家则会趁机宣传腹泻的好处，说腹泻能排出体内积累的宿便，宿便排出了，大腹便便的样子自然也就消失了。

那么，减肥产品真能减肥吗？很多肥胖者在服用减肥产品之后，发现体重确实下降了。这是因为经过频繁的腹泻，让身体里的水分丢失，看似体重是下降了，其实是生理性水分的流失，时间长了，对泻药变得不敏感了，大便次数减少了，体重又会很快反弹。所以，减肥产品减的不是脂肪，而是身体里的水分。

水分与脂肪不同，脂肪可以堆积在皮下，但是水分是我们每天必需的营养成分，没有水的参与，我们的生命不可能运转下去，所以一直以来，水都被认为是生命之源。减肥产品把有助于健康的水分排出去了，长此以往，很容易导致严重的脱水，所以经常有减肥者因此住进医院，虚脱背后的真相，其实是脱水。

宿便，伪医学概念

"大腹便便"，是用来形容肚子很大的肥胖者，这个词与肠道里有没有宿便完全无关。大腹便便里的"便便"，可不是你想象的大便，一些商家把概念偷梁换柱，着实无耻。

至于有些商家说宿便会压弯脊柱，就更是一派胡言了。大多数人的粪便都是软便，便秘患者的粪便虽然干结，但不会坚硬到像钢铁一样，且不说大便无法碰到脊柱，即便能碰到，也不可能压弯脊柱。

其实宿便本身就是伪医学概念，作为医生，我翻遍了所有的医学教材，都找不到宿便这个医学名词。

不良商家为了欺骗消费者购买产品，打着清宿便的旗号，还号称每天都要清，宿便清了又有，有了又清，似乎永远没有尽头。

有人说正常人体中含有3~6千克的宿便，肥胖人群宿便的含量甚至高达 7~11 千克。事实上，这样骇人听闻的言论完全是无稽之谈。

作为消化科医生，我用一个最简单的例子就可以拆穿宿便论。很多人做肠镜之前，会服用泻药把肠道处理干净，口服泻药后，几乎所有的大便都会被排出。我个人也曾做过肠镜检查，我们内镜中心每天都要进行四五十例肠镜检查，在服用泻药前后，体重差别并不大，所以说有超过 3 千克的宿便，完全是谣言。

肠毒，另一个伪医学概念

阳哥告诉我，商家在宣传的时候告诉他，宿便在细菌的作用下干结、腐败、发酵，不断产生各种毒气、毒素，被身体吸收后，可造成肠内环境恶化、肠胃功能紊乱、内分泌失调、新陈代谢紊乱。所以要想控制体重，一定要把这些毒素排出去。肠毒，其实是另一个伪医学概念，任何正规的医学书上都不可能出现肠毒字眼。

排肠毒，同样是商家营销的一种手段，其实排出来的根本不是什么毒，不过就是大便和水，大便已经属于代谢产物，根本不存在什么毒不毒的，至于水，就更不是毒素了。

粉碎谣言，科学减肥

现实生活里，有很多像阳哥这样的减肥者。瘦下来不仅能让他们更有自信，还会让他们更健康。但是减肥，没有捷径。

其实，只要冷静下来分析，谣言很容易被粉碎。想想看，如果真有能减肥的捷径，为什么还有这么多人通过节食和运动的方式来控制体重？如果真有能减肥的捷径，为什么还有这么多人通过缩胃手术来控制体重？多问自己几个为什么，在面对不法商家的蛊惑时，你就没那么容易上当。

肠道水疗，究竟有没有用

"你的皮肤没有任何光泽，而且大便干结，一周才解两次，而且最近一段时间，你是不是有特别疲倦的感觉，之所以有这些情况，都是因为肠道中的毒素没有排出来，如果不管不问，随着时间的推移，肠道里的毒素越来越多，你会中毒更深。"这一段话，来自一家美容中心的店员。很多人会觉得，这段话听上去似乎很有道理，因为很多文章都说过，肠道是万病之源，如果肠道里积攒了很多毒素，当然会殃及全身。但是说这话的店员，并没有任何医学背景，她的最终目的就推荐美容中心新推出的一款肠道水疗项目，并且给它取了一个很好听的名字——结肠 SPA 水疗。

33 岁的小容告诉我，就是因为对店员的话坚信不疑，她才在这家美容中心充了会员，前前后后接受了十多次肠道水疗。小容说，在店员的花言巧语下，她觉得自己的身体状态的确好了不少，但现在觉得，这些都是心理作用，做了那么多次的水疗，便秘情况却越来越严重，做水疗之前还能自己排出来，只是困难一点，现在，如果不做水疗，想排出大便，那要使出九牛二虎之力。没办法，小容想着，靠水疗来解决大便问题不是长久之计，还是来医院好好检查一下为好。我告诉小容，所谓的肠道水疗，其实并不靠谱。

肠道水疗，就是灌肠

通俗来说，肠道水疗，其实就是灌肠。医学上灌肠的确是用来治疗便秘的一种方式，对于便秘患者，特别是粪便嵌塞型，灌肠有软化大便的作用。一般来说，医院里进行灌肠的方法，主要是将灌肠液灌入直肠，常用的灌肠液包括盐水和肥皂水，有些地方还会使用液状石蜡或者硫酸镁。

很多美容中心开展的肠道水疗，主要使用的是肥皂水，也有一些美容中心打着中药养生的旗号，会在灌肠液里添加中药的成分。

很多美容中心说，肠道水疗可以水疗整个大肠，这是不可能的，到目前为止，只有一种检查能详细检查整个大肠，那就是肠镜。肠镜检查需要医生有高超的检查技术，因为人的肠道并不是直的，肠道"九曲十八弯"，所以在肠镜检查过程中，肠镜也要跟着肠腔的走向不停地向左向右，想想看，在可视状态下进行检查都有一定的难度，你真相信水疗能达到大肠的末端，也就是盲肠这里吗？

作为医生，我告诉你这是不可能的事情。我们的肠壁很薄，灌肠是一种治疗方法，需要专业的医生和护士来操作。而美容中心的店员，他们可能简单培训一下就上岗，根本不具备专业技能，这样的人给你灌肠，一个粗暴的动作就可能导致肠黏膜损伤，甚至肠道穿孔。事实上，灌肠的位置也就离肛门5~6厘米。即便这么短的距离，也充满风险，如果你在网络上搜索肠道水疗，很容易发现有很多患者因此出现肠穿孔。肠穿孔是一种严重的消化道急症，需要急诊进行修补手术。

洗肠主要是排便，不是排毒养颜

灌肠的目的是通便，然而很多并不便秘的人却被美容中心推荐接受大肠水疗，其实商家的套路很简单，无非是说，你的毒气太重了，只有水疗才能排毒养颜。如果你本身不便秘，非要接受水疗，时间长了你会发现，灌肠的时候自己排便很顺利，不灌的时候，自己排便越来越困难。

原来，我们的肠道有自己的运行规律，大便和肠道之间有着默契的配合，到了该排便的时间就排便，完全不需要依靠泻药、水疗等方式。相反，如果没有便秘，反而采用泻药和水疗的方式去通便，时间长了你会发现，自己完全陷入了一个恶性循环，不靠这些方式，就会完全排不出便。

原来，水疗可以破坏我们肠道的运行规律，长期灌肠，会使直肠的敏感性降低，越来越依赖灌肠来排便，甚至出现不灌肠就不能产生便意的情况。

作为医生，我想告诉大家的是，一个大便规律、排便习惯良好的人，根本不需要去"排毒"，相对于大肠水疗，养成健康的生活方式，如多喝水、注意营养均衡、适当补充富含膳食纤维的蔬菜和水果、多运动、多做腹部按摩和提肛运动，其实就是最好的养生方式，这些养生方式不仅经济实惠，而且不会对身体有任何副作用。所谓的排毒养颜，不过是美容中心打出的广告语，目的就是吸引你消费。

水疗液里加入的成分可能伤害肠道

很多美容中心打着"中西结合"的旗号，在水疗液里加入中药的成分，并且宣称这些成分对身体没有任何副作用，在大众看来，没有毒副作用的中药比西药更可信。

但是中药真的没有任何副作用吗？

当然不是，为了提高水疗通便的效果，很多美容中心会在水疗液里加入番泻叶、大黄、决明子等成分，这些泻药会刺激肠神经，让肠蠕动增快，引起排便反射，但恰恰是刺激肠神经，使得这些泻药产生不可逆的肠神经损害，长期使用很容易引起结肠黑变病。所以，所谓的无毒纯中药，其实只是欺负你不懂中医。

也有些美容中心，为了增加短期的效果，他们会往水疗液里加入激素和抗生素，虽然局部应用不会有太大的副作用，但是时间长了，很容易引起局部肠黏膜的改变，甚至引起肠道菌群失调。

回过头来，我们再来看一下这个目前很流行的肠道水疗，事实上，它并不是一个多么"高大上"的新兴技术，直白点说就是灌肠，但是这种操作有风险。便秘患者在选择灌肠的时候最好到医院，千万不要被不良商家的广告蒙蔽了双眼，花了冤枉钱不说，万一肠子受伤穿孔，那就得不偿失了。

肛门失禁，别等出现才后悔莫及

没办法控制自己的大便，没办法控制自己的屁，肛门就像一个只开不闭的阀门，那种痛苦和崩溃，有了第一次，就不想再有第二次。

65岁的杨奶奶终于鼓足勇气来医院看病了，她说自己都一把年纪了，还憋不住大便，觉得挺丢人，到医院后害怕医生检查隐私部位，觉得不好意思，所以一拖再拖，即便出现肛门失禁的症状已经半年时间了，但直到现在她才来到医院就诊。

杨奶奶起初以为自己憋不住大便就是因为肠炎，但是检查后我告诉她，她所罹患的其实是直肠脱垂，这与肠炎没什么关系。

直肠脱垂，是直肠掉出来了吗

想要了解什么是直肠脱垂，首先得了解直肠在哪里。口腔是消化道的入口，肛门则是消化道的出口，肛门的上方是肛管，这是一条长1.5~2.0厘米的管道，肛管上面连接的则是直肠，直肠的长度是12~15厘米，又分为上段直肠和下段直肠，下段直肠与肛管相连，上段直肠则与乙状结肠相连。所以，从位置来看，直肠其实离肛门已经很近了。很多人听到直肠脱垂的时候，第一时间想到的是：直肠难道掉出来了吗？

直肠与牙齿头发不同，随着年龄的增长，牙齿头发都可能脱落，这是一种自然的掉落，但直肠脱垂是直肠壁的部分或全层向下移位。出现直肠脱垂时，患者会有不同程度的肛门失禁现象，肛门失禁可以发生在任何时间、任何地点，比如咳嗽、走路、下蹲、排尿和睡眠时，粪便、黏液都会不由自主地从肛门流出。

能引起肛门失禁的原因很多

肛门失禁后，最主要的表现是大便憋不住了，所以肛门失禁也被认为是大便失禁，由于后者更容易被理解，所以使用频率更高。

①除了直肠脱垂外，能引起肛门失禁的原因很多，像直肠癌和肛管癌，癌细胞侵犯了肛门括约肌，导致括约肌失去了正常的功能，就会导致肛门失禁。

②直肠息肉、混合痔等也会影响肛门括约肌的功能，导致肛门失禁。

③炎症性肠病，如克罗恩病和溃疡性结肠炎，这些病变如果累及肛门，同样会导致肛门失禁。

④外伤、手术和分娩也可引起失禁，如果外伤损伤了肛管或直肠，进行直肠肛管手术的时候破坏了这里的正常结构，产妇在顺产的时候出现会阴撕裂，都可能引起肛门失禁。

⑤大脑是控制排便的中枢，如果大脑出现器质性病变，如中风、颅内肿瘤、脑部受到外伤等，都可能导致肛门失禁。

⑥脊髓损伤，虽然大脑是高级排便中枢，但是在我们腰骶部的脊髓内，还有低级排便中枢，如果脊髓出现了损伤，不仅会导致截瘫，还会导致大便失禁。

肛门失禁，身心均受伤

无论是哪种疾病引起的肛门失禁，都会导致身心受伤。

先说身体上的，我们都知道，大便里含有很多细菌，肛门失禁让你无法控制自己的大便，随时随地可能涌出来的大便，让你根本无暇做到时时刻刻去清理，细菌污染皮肤引起炎症，黏液腐蚀皮肤引起溃烂，再加上肛门周围是非常容易受到压迫和摩擦的部位，时间长了，你会发现，得了肛门失禁，自己肛周的皮肤就再也没有好过。

更可怕的是，肛周的炎症还会波及尿道和阴道，对于女性来说，如果三个部位都发生感染，简直就是噩梦一样的存在。

长期的肛门失禁得不到妥善解决，大便总是流到身上，散发出的恶臭味很容易引来他人异样的目光。有些患者会自卑、焦虑、抑郁，甚至自暴自弃。

肛门很脆弱，一定要保护好

不同原因的肛门失禁，需要的处理方法不同，有些手术可以解决，有些虽然做了手术，但依然无法治愈，有些则没办法进行手术。肛门失禁，有时会伴随人的一生，所以，在没有出现肛门失禁的时候，我们就一定要小心翼翼地保护好身体，不要等到出现肛门失禁时才后悔莫及。

虽然引起肛门失禁的原因很多，但是肛管直肠疾病依然是最常见的因素。我们来分析这些疾病，无论是直肠息肉、直肠癌、肛管癌，还是混合痔、直肠脱垂，其实如果我们能养成良好的生活习惯，如不吃太多腌制、熏制、油炸的垃圾食品，不久坐，多吃蔬菜和水果，多喝水，多运动，那么就可以更好地预防这些肛管直肠疾病；如果我们能养成定期体检的好习惯，通过检查，及时发现这些部位的病变，在不严重的时候就治疗它，不仅效果更好，治愈率更高，术后的生活质量也会更高。

作为消化道的出口，肛门很脆弱，这里是排便出口，也是容易藏污纳垢的地方。所以，我们还要注意保持肛周皮肤的干燥，注意肛周的清洁。毕竟你对它好一点，它才会反过来对你好一点。

排便不尽，小心麻烦找上门

一次次冲进卫生间，在马桶上坐到"怀疑人生"，排便不尽，肛门坠胀，想排但又排不出来的那种感觉，真的不好受。52 岁的杨大妈已经饱受这种困扰整整三个月了，但她一直拖着不愿意来医院，在我的询问下，杨大妈承认，自己害怕到医院会查出大问题。

不健康的生活习惯

不健康的生活习惯会导致排便不尽，很多人都有这样的感觉，在大量酗酒或进食很多辛辣刺激性食物后，常常感到排便不尽、肛门坠胀，这是因为它们导致了直肠肛管黏膜的充血水肿，而直肠这里又有丰富的感受器，而且越往下越多，丰富的感受器感受到了直肠肛管黏膜的充血水肿，误认为大便来了，于是总是产生便意。

如果改变不健康的生活习惯，如不再酗酒，平时饮食清淡一点，你会发现，经过 2~3 天的调整，随着直肠肛管黏膜水肿的消失，排便不尽的感觉也随之消失。

也有些患者，虽然不喝酒也没吃辛辣刺激性食物，但是吃了不干净的食物，结果诱发了肠道感染，甭管感染的病原体是细菌还是病毒，一泻千里的感觉总是特别痛苦，更糟糕的是，每一次便后的肛门坠胀感、排便不尽感、四肢无力感会让你终生难忘。

便秘患者的痛

腹泻会让人有排便不尽感，便秘同样会。很多便秘患者，不仅排便费力、排便困难、排便时间长，而且常常有排便不尽感，很多人甚至要把手指伸进肛内帮助排便。

导致便秘的原因非常多，有些便秘患者是属于肠道运输能力减弱，有些便秘患者属于直肠前突和直肠黏膜脱垂，有些便秘患者则属于耻骨直肠肌痉挛和盆底肌痉挛，但如果便秘不改善，就可能引起排便不尽和肛门坠胀。

我在前文说过便秘的诸多危害，长期便秘不仅容易诱发肛裂、直肠黏膜脱垂和痔疮，反过来，这些疾病又会进一步加重便秘，导致肛门坠胀、排便不尽感加重。

癌症不能忽视

直肠肛管虽然位于消化道的最下端,但却是排便最重要的一环,如果这里长了肿瘤,通过反复刺激感受器,同样会产生便意,让你总是想排便,但是到厕所里蹲了很长时间,大便又排不出来。

随着时间的推移,肿瘤堵塞了肠腔,引起了肠梗阻,你会发现排便不尽的感觉更加明显了,所以排便不尽感,真的不能忽视,更不能认为不是大病。

作为消化科医生,我遇到过一个30岁的男性患者因为排便不尽到医院就诊,结果确诊为直肠癌,从那时开始,我就特别重视这种症状,如果是良性疾病引起的排便不尽,也许没那么可怕,但就怕恶性肿瘤,如果发现不及时,后果不堪设想。

如何鉴别疾病

既然导致排便不尽的因素非常多,究竟如何鉴别这些疾病呢?

如果是肛门疾病引起的排便不尽,常常伴有肛门的疼痛、肛周的瘙痒;如果是癌症引起的排便不尽,常常伴有大便性状改变和排便习惯改变,随着病情的进一步发展,还可能出现腹痛、消瘦和贫血。

对于持续时间较长的排便不尽,应该及时查明原因,千万不要像杨大妈这样讳疾忌医。

像杨大妈这样的患者,平时没有不良的生活习惯,而且排便不尽已经持续三个月了,所以我建议她好好检查一下。通过检查,最终明确了杨大妈罹患了直肠黏膜脱垂。但也有些患者就不像杨大妈那么幸运了，直肠黏膜脱垂是一种良性疾病，是可以治疗的，有些患者一发现就是直肠癌晚期，由于癌细胞广泛转移，医生也束手无策。所以，排便不尽真的不是一个小问题，应该引起足够的重视。

科学预防，让排便更好

保持健康的生活习惯，不酗酒，少吃或者不吃辛辣刺激性食物，多吃新鲜的蔬菜和水果，多喝水，适当运动，有助于预防排便不尽。

注意保持肛门周围的卫生，适当的热水坐浴不仅有助于肛周的清洁，还能改善局部的血液循环，更有利于排便。

养成规律的排便习惯，保持大便通畅，不要用力排便，越是用力，越容易出现肛门坠胀，排便不尽。对于功能性便秘患者，在改变生活习惯后仍有便秘，可以咨询专业的医生，科学使用通便药物。

一定要养成饭前便后洗手的好习惯，手的卫生搞好了，可以避免病从口入。另外，不要吃放置时间太久的剩饭、剩菜，避免喝生水，蔬菜、水果最好多清洗几遍。

一吃就拉，是"直肠子"吗

60岁的老姜腹泻整整两个月了，来到消化内科门诊的时候，他苦笑着对我说："老伴说我是个"直肠子"，吃什么就拉什么。"老姜每天的大便次数在5~6次，而且排出来的全部是稀水样大便，基本上吃完饭就要上厕所，感觉吃进去的东西根本没有消化就全部排出来了。

我告诉老姜，在医学上可没有"直肠子"这一说，很多人想象力特别丰富，把胃肠道比喻成一条笔直的管道，认为嘴巴一张开，食物就能通过这个管道直接抵达肛门了。实际上每个人的消化道都九曲十八弯，所以那些认为自己是"直肠子"的人，你们丰富的想象可以暂时停止了。

可很多人都有和老姜一样的疑问：既然不是"直肠子"，为什么一吃就拉呢？

判断自己是不是腹泻

很多人都有这样的感觉，吃完早餐没多久，就要去上厕所，其实这是一种正常的生理现象，医学上称之为胃结肠反射，胃在接纳食物后，通过神经反射作用，促进结肠发生蠕动，让我们出现了便意。

如果排便的时间很规律，排便一天没超过三次，大便的外观、颜色和性状看起来都很正常，这个时候就不必太过担心。

但如果是以下这种情况，则需要警惕。判断一个人是不是腹泻，医学上有专门的鉴定方法，如果每天排便超过3次，每天的粪便量超过200克，而且大便看起来呈现明显的稀水样，这个时候就要考虑腹泻。按照发生时间，腹泻又分为急性腹泻和慢性腹泻，在3周以内的属于急性腹泻，超过3周的则称为慢性腹泻。

这个时候，我们再回头看看老姜，那么很容易得知老姜的确出现了慢性腹泻。

导致腹泻的原因

便秘的痛苦是排便困难，常常憋得面红耳赤，腹泻的痛苦是排便次数太多，常常跑厕所，很多严重腹泻的患者甚至不敢外出，他们感慨，出门都想背着一个厕所。

之所以会出现腹泻，归根结底是进入结肠的液体量超过了结肠的吸收能力，结肠每天能吸收 3~5 升的水，正常人的大便含水量为 100~200 毫升，从外观上丝毫看不出来，如果看起来已经是稀水样，这说明大便的含水量已经超过了粪便重量的 85%。

由此可见，腹泻的主要原因是某些疾病导致进入结肠的液体量大大增加。

大多数人一出现腹泻，就会想到急性肠胃炎，由于感染导致肠黏膜大量渗出，过多的炎症分泌物刺激肠道，导致了腹泻的发生。但是能引起腹泻的疾病，却不仅仅是急性肠胃炎。

腹泻的原因非常复杂，但最常见的是消化系统疾病，胃、小肠、大肠、肝脏、胆囊、胰腺等部位出现异常，都可能导致腹泻。

胃病里，比较常见的有胃癌和萎缩性胃炎；肠道疾病里比较常见的是肠结核、肠易激综合征、肠道菌群失调、溃疡性结肠炎、克罗恩病、缺血性肠炎、大肠癌；肝病里比较常见的是慢性肝炎、肝硬化、肝癌；胆囊疾病里常见的有慢性胆囊炎、肝内外胆管结石、胆管癌；胰腺疾病里常见的有胰腺癌、慢性胰腺炎。

除了消化系统疾病外，很多全身疾病也会导致腹泻，如甲状腺功能亢进、糖尿病、尿毒症、系统性红斑狼疮、艾滋病、糖尿病、食物过敏等。

能导致腹泻的疾病实在是太多了，以至于很多人出现腹泻到医院检查，检查来检查去可能都发现不了问题，这不是医生的水平问题，而是腹泻的原因实在太复杂了。

如何明确腹泻病因

出现腹泻，医生会选择一些检查来明确究竟是哪种疾病所致。

首先要做的就是化验大便。一些腹泻经便检就能做出初步判断，医院对大便进行化验，不仅是看大便的外观、颜色和性状，还会进行大便隐血、白细胞、红细胞、脂肪滴和寄生虫方面的检查。另外，留取的大便还可以进行细菌培养。

其次要化验的就是血液。通过抽血查血糖，可以判断被化验者有没有糖尿病，通过查甲状腺功能判断有无甲亢。另外，还可以进行肝肾功能、白细胞、血小板、血红蛋白、叶酸、维生素 B_{12}、电解质、艾滋病、乙肝等方面的检查。

最后要做的是超声、钡餐、CT 以及内镜检查。超声主要是做肝胆脾胰，钡餐主要是检查消化道，CT 则是对超声和钡餐的补充，有助于提高病变的发现率，至于内镜检查，则主要做胃肠镜和小肠镜检查。

对于一个腹泻患者来说，到医院后，医生可能会进行很多检查，对此，患者一定要理解，因为医生不是透视眼，根据病情可以做出初步判断，但最终明确病情，还需要依靠检查。

只查粪便就能查出大肠癌，是真是假

体检的时候，护士一般会发给你两个盒子，其中一个是装尿液的盒子，另一个是装大便的盒子，通过这两个盒子的标本，医院检验科会完成大小便常规检查。

45岁的邓先生拿到体检报告时吓了一跳，因为大便常规检查显示隐血阳性，体检科的工作人员建议邓先生进一步检查一下。邓先生于是在网络上搜索了一下，结果更是胆战心惊了，因为网上很多文章都说，大便隐血阳性，这是早期大肠癌的重要提示。

邓先生彻夜未眠，第二天赶紧来到医院。我看了下邓先生的体检报告，又详细询问了他最近有无不适，邓先生摇了摇头，我劝他不要太紧张，即便大便隐血阳性，也不意味着一定就是早期大肠癌，到底是不是，做个肠镜检查就知道了。

很快，肠镜检查显示邓先生并没有罹患大肠癌，进一步询问得知，邓先生在大便检查前食用了猪血，我叮嘱复检前注意饮食，复查大便隐血也恢复了阴性。

邓先生的情况让我想到了一个月前接诊的另外一名患者。55岁的杨先生反复大便性状改变已经整整一年了，他曾在医院做了一次大便常规检查，显示隐血阴性，于是杨先生认为，只要大便检查没有问题，自己就不会得大肠癌。但是一年的时间，大便性状改变不仅没好，反而越来越严重，拖到不能拖了，还是来到医院，在我的建议下，杨先生也接受了肠镜检查，最终发现是乙状结肠癌。

粪便隐血检查

相对于肠镜检查，粪便隐血检查更容易被大众所接受，因为肠镜检查存在一定的不适，而且肠镜检查前要做肠道准备，也就是检查前一天需要服用泻药，很多人觉得太麻烦，所以并不是人人都愿意接受肠镜检查。粪便隐血检查就完全不同了，大多数人每天都要排便，排便后即可取检，更不需要做肠道准备。

但问题是，只查粪便就能查出大肠癌吗？

通过上面两个案例，我想说的是，事实胜于雄辩，邓先生大便隐血阳性，结果排除了大肠癌，杨先生大便隐血阴性，结果还是罹患了大肠癌。

这又是怎么回事呢？是不是粪便隐血检查不准呢？

粪便隐血检查，顾名思义就是检测一下粪便里有无血液。说到这里，很多人会说："医生，判断粪便里有没有血，肉眼看不就行了。"如果出血量很大，我们的确可以看到，但有些疾病，如肠息肉，它的出血量很小，小到肉眼根本看不到，这个时候就需要通过粪便隐血检查来判断大便里到底有没有血液。所以粪便隐血检查，准确来说可以检测到粪便里微量的血液。

不同的检测方法，答案可能不同

很多人都有这样的经历，到一家医院进行粪便隐血检查，是阳性的，换一家医院查，又是阴性的，这是怎么回事呢？

原来，粪便隐血检查存在不同的检测方法，检测方法的不同，决定了结果也可能不同。根据检测方法的不同，又分为化学法隐血试验检查和免疫法隐血试验检查。化学法的原理是血红蛋白中的亚铁血红素催化过氧化氢将邻甲苯胺氧化成邻甲偶氮苯而显色；免疫法的原理则是以抗人血红蛋白与粪便中的血红蛋白抗原结合后而产生特异的反应。

第一种化学检测方法，容易受到一些因素的干扰，如进食了动物血，像猪血、羊血等，检测可能呈现阳性，这是因为动物血液里的血红蛋白干扰了试验的结果。再比如使用某些药物，像铁剂、铋剂，也可能导致检测呈现阳性，还有一些患者食用了含有过氧化物酶活性的水果和蔬菜，也会影响检测结果。

第二种免疫检测方法，虽然不受食物和药物的影响，但血红蛋白容易受到肠内细菌的作用及大肠黏膜产生的黏液成分影响而发生变性，也会导致假阴性反应。

由此可见，即便粪便隐血阳性，你也得看看是不是吃的东西影响了检测的结果。即便粪便隐血阴性，你也得看看是不是受到了肠内细菌和大肠黏液的干扰。

任何一种大便隐血检测方法都有它的优点和缺点，但有一点是肯定的，它无法做到100%的精准，所以我们不能仅仅依靠粪便隐血检查来判断到底有无大肠癌。

排除干扰，就能诊断大肠癌吗

有很多患者说："医生，在大便检查前，我并没有吃一些可能会引起阳性结果的食物或药物，排除干扰后，如果大便隐血阳性，能诊断大肠癌吗？"

如果医院使用的是免疫检测法，那么这种方法最低检出量为0.2毫克/升的血红蛋白。但是粪便隐血阳性，只是代表大便里有微量的血液，不能说一定是大肠癌所致，因为不光大肠癌会导致出血，像肠道息肉、炎症、溃疡等疾病，也都可能会导致出血。所以，排除干扰，粪便隐血阳性也不代表一定就是大肠癌。

反过来，大便隐血阴性，就能排除大肠癌吗？

当然也不能。有些早期大肠癌，并不一定会出血，在没有出血的时候，粪便隐血检查当然查不到，或者说，出的血实在太少了，比0.2毫克/升还少，以目前的检测方法还无法检测到。还有些患者，则是在检测的时候受到了肠内环境的影响。

说到这，我们再回头去看邓先生和杨先生，邓先生之所以大便隐血阳性，是因为食用了猪血，检测的手段是化学法，影响了检查结果。杨先生之所以大便隐血阴性，其实是检查的时候，乙状结肠癌并没有引起肠道出血或者是肠内环境干扰导致了假阴性反应。

粪便 DNA 检测，一种新的检测方式

仅仅用大便隐血检查来诊断到底有没有大肠癌，显然不太靠谱，于是人们一直寻找一种更有效的方法，既不像肠镜检查那么痛苦，又比大便隐血检查更靠谱，粪便 DNA 检测便应运而生了。

正常成人每天都会有上皮细胞脱落至肠腔并随粪便排出体外，而大肠癌细胞由于异常增殖，导致它们比正常上皮细胞更易脱落。所以，大肠癌患者的粪便中会含有大量的从肠道肿瘤表面脱落的携带了肠癌病变信息的细胞和细胞成分，这些信息可以由特殊的检测手段来解读，这种手段就是粪便 DNA 检测。

与大便隐血检查不同的是，粪便 DNA 检测是一种更为精准的基因检测，所以它不会受到食物和药物的影响，结果更靠谱。

由于结果更靠谱，而且没有痛苦，所以粪便 DNA 检测深受大众欢迎。粪便 DNA 检测早在 2014 年就获得 FDA 批准，在美国的治

疗指南里，已经被建议作为风险人群的大肠癌筛查手段。但是在国内，粪便 DNA 检测并未广泛开展，很多医院都没有这个检查项目。

粪便 DNA 检测虽然更精准，但也不是没有缺点，它的缺点就是贵。在国内，完成一次粪便 DNA 检测可能需要 1000~2000 元，相对于胃镜和粪便隐血试验来说，它确实贵太多了。

💓 粪便 DNA 检测，能取代肠镜检查吗

粪便 DNA 检测，真能彻底取代肠镜吗？我的答案是并不能。想想看，即便粪便 DNA 检测高度提示有大肠癌，但是具体是哪个地方有大肠癌，是一处还是多处？怎么获得病理学依据？最终其实还是需要肠镜检查。所以，无论是粪便隐血试验还是粪便 DNA 检测，都只能作为一种筛查的手段，最终明确有无大肠癌，肠镜检查依然是金标准，肠镜检查还是无可替代的。

为什么要做肠镜检查，哪些人应该做

早期大肠癌完全可以没有任何症状，所以仅凭症状来判断自己是不是得了大肠癌并不靠谱。症状既然不是判断的绝对标准，那么究竟该选择怎样的检查方式呢？我们都知道要做防癌体检，那么，哪种体检方式可以发现早期大肠癌呢？

毋庸置疑，肠镜是独一无二的选择。

　　但是说到肠镜，很多人的第一反应都是，太痛苦了！一根一米多长的管子插进肠道里，想想都痛。

肠镜检查，究竟有多痛

　　肠镜检查的确会产生一定的不适，比如检查过程中患者可能会出现腹痛、腹胀，甚至有恶心呕吐，还有要排便、排气的感觉。

　　之所以会产生这些感觉，是因为我们的肠道其实也是有弯曲的，所以在肠镜检查的时候，医生就可能有时向左有时向右，在旋转镜子的时候，为了看清肠道的前后左右，医生可能会充气，让肠腔膨胀起来，气体是导致患者不适的原因。

　　肠镜检查需要一定的技术，在检查过程中，弯弯曲曲游走的肠子可能变得很不听话，导致检查过程中被拉长，这个时候，患者会有疼痛感。

　　每个人对疼痛的感觉不同，有的人感觉很轻微，有的人感觉很强烈。肠镜检查医生的水平同样重要，有的医生水平很高，整个检查都结束了，患者也不会有任何不适；有的医生操作没那么娴熟，或是碰到肠道弯曲度很大的患者，随着时间的延长，患者的不适感会越来越明显。

　　事实上，很多人认为肠镜检查痛苦，其实并不是亲身经历，而是主观想象或者是道听途说。作为消化内科医生，我主动接受过普通肠镜检查，我的感受是，肠镜在过弯的时候腹痛和腹胀感明显，但可以耐受。如果检查过程中，医生愿意主动和患者交流，或者为患者播放一些减压音乐，转移他们的注意力，患者的不适感会减轻很多。

有替代肠镜的检查吗

很多人害怕肠镜检查，他们担心肠镜检查带来的痛苦和风险。作为医生，决不能欺骗患者，我们会告诉患者，肠镜检查会有一定的不适，但只要配合医生，是完全可以承受的。肠镜检查的确存在一定的风险，但这种风险的发生率很低。

世间没有任何一样东西是完美的，医学同样如此。不光肠镜检查，很多检查，甚至是很多药物，其实都有利有弊。像CT检查，虽然可以明确病变，也有可能导致辐射风险。像某些治疗癌症的化疗药物，虽然可以杀灭癌细胞，也有可能损伤正常的细胞。

肠镜检查虽然是发现大肠癌的最有效方式，也有可能导致穿孔。但是穿孔风险很低，总体而言，肠镜检查的利还是大于弊。如果医生耐心一点，相信很多人能获得安全感，会愿意接受这种检查。

有替代肠镜的检查吗？

很多人会想到，钡灌肠检查、CT检查、磁共振（MRI）检查、血液里查肿瘤标志物、血管造影，难道都不能替代肠镜检查吗？这些检查听上去很专业啊。

钡灌肠检查，其实就是利用气钡双重造影技术让结肠黏膜显像；CT和MRI检查有助于了解大肠癌的浸润程度以及有无远处转移；大约45%的大肠癌患者血液里一种叫癌胚抗原的肿瘤标志物会升高；血管造影可显示肿瘤异常的血管和组织块影，目前很多医院的PET-CT，利用的正是这个原理。

这些检查对于发现进展期大肠癌有所帮助，但指望它们发现早期大肠癌就有些困难了。因为早期大肠癌病灶很小，甚至在肠道内也没有任何隆起，有时候，仅仅是一块黏膜看起来凹陷、发红或者粗糙，这些微小的病变，很难通过上述检查发现。

但是肠镜检查就不同了，医生可以直接肉眼近距离观察，有人把肠镜称为鹰眼，因为它犀利准确。另外，肠镜检查还有其他检查无法替代的一方面，就是在肠镜检查的时候，医生可以进行活检。原来，镜身上有一个活检孔，通过这个孔，医生可以把活检钳伸进去，对着病变部位进行活检，从而获得最准确的病理学依据。

哪些人应该做肠镜检查

在我国，大肠癌的发病率很高，整体而言，我国大肠癌的发病率已经排在恶性肿瘤的第四位，40 岁以后大肠癌的发病率更高，所以 40 岁开始，如果你有以下高危因素，最好进行肠镜检查。

①有大肠癌家族史；②有肠道腺瘤性息肉史；③体检化验大便的时候发现大便隐血阳性；④有排便习惯和粪便性状改变；⑤有长期吸烟或酗酒史；⑥有慢性阑尾炎病史；⑦曾经进行胆囊切除；⑧平时不爱吃蔬菜和水果，喜欢高脂肪饮食；⑨出现不明原因腹痛、腹部肿块、消瘦、贫血等症状。

如果你满 40 岁，又有以上高危因素中的一种或多种，那么别再犹豫了，去医院做一次肠镜检查吧。即使你没有任何高危因素，由于 40 岁以后大肠癌的发病率升高，建议你也去做一次肠镜检查，毕竟"小心驶得万年船"。

后 记

当我在键盘上敲完最后一个字的时候，创作已经过了大半年时间，《牵肠挂肚，解密肠道王国》终于完稿了。

窗外，夜色已深，我的心情却久久不能平静。

为了创作这本书，我几乎每天都要挑灯夜战，写作到凌晨早已成习惯，整个写作过程异常艰辛。为了保证全书的每一个知识点都准确无误，我查阅了大量的文献，长时间盯着电脑屏幕，让我的眼睛十分干涩，不得不频繁使用滴眼液来缓解症状。

伴随整个创作过程的还有漫长的孤独，即便如此，但我从未想过放弃。拉开窗帘，漫漫长夜当中，总有一束明亮的光，在引导着我，鼓励着我，使我知道，我做的这件事是多么的有意义，如果我做成了，又会有很多人因此获益。

虽然只是一本科普书，但整个创作过程，也是不断探索和升华的过程。科普虽然不是小说，但我知道，一本优秀的科普书，写得比小说还要更精彩纷呈，只有这样，读者才会有一口气读完的冲动。

虽然只是一本科普书，但它却凝聚了很多人的心血。我从大量的实验数据里获得灵感，在我之前，有很多前辈在从事科普创作，他们的事迹和精神给了我莫大的鼓励。在查找文献资料的同时，我知道了每一次医学重大发现的背后，都是一个团队的努力，那些无名英雄，才是最值得我们敬重的。

虽然只是一本科普书，但这一个个敲出来的文字，堆砌成一个

"王国"，就如同肠道菌群所建立的庞大"王国"。这些生动有趣的文字，每一个都如同一个鲜活的生命，给了我莫大的惊喜和鼓舞。

我是一名消化内科医生，行医十年，我比任何人都清楚，除了治病救人之外，医生还应该肩负一定的使命，那就是进行科学普及。

我很欣慰，我在工作之余，依然能够发光发热。我利用业余时间写作的科普文章，在网络上的点击量已经高达 22 亿次，这些科普文章教会大家正确认识和对待疾病，它们产生的影响力，不亚于我在工作中取得的成绩。

作为医生，我牢记特鲁多医生的名言："有时治愈，常常帮助，总是安慰。"一名合格的医生，时时刻刻想的都应该是帮助患者。我们做的努力，哪怕是一点点，也可以让更多的人获益匪浅。

谨以此书献给我治疗过、帮助过的患者，你们身处病痛之中，但依然热爱生活，你们的精神鼓舞了我，让我知道，无论创作有多难，我也应该坚持下去。

愿年年岁岁身常健！